医学教育理论与实践系列丛书

Coaching in Medical Education

医学教育中的教练法

U0879109

原　著　Maya M. Hammoud · Nicole M. Deiorio · Margaret Moore · Margaret Wolff

主　审　王　辰（中国医学科学院北京协和医学院）

主　译　潘　慧　赵　峻

副主译　段　炼　王林杰

译　者（按姓名汉语拼音排序；单位：中国医学科学院北京协和医院）

陈美妮　杜函泽　段　炼　黄　鹂　姜　悦　梁思宇

吕晓虹　潘　慧　强佳祺　施　文　宋帅华　王林杰

王　珞　王　琼　王诗蕊　阳洪波　杨盛旻　杨莹莹

赵　峻　赵宇星　周　翔　周智博

北京大学医学出版社

YIXUE JIAOYU ZHONG DE JIAOLIANFA

图书在版编目（CIP）数据

医学教育中的教练法 / （美）玛雅·哈穆德（Maya M. Hammoud）等原著；潘慧，赵峻主译. -- 北京：北京大学医学出版社，2025. 6. -- ISBN 978-7-5659-3423-0

Ⅰ. R-4

中国国家版本馆 CIP 数据核字第 2025NV7830 号

北京市版权局著作权合同登记号：图字：01-2025-1707

Elsevier (Singapore) Pte Ltd.
3 Killiney Road, #08-01 Winsland House I, Singapore 239519
Tel: (65) 6349-0200; Fax: (65) 6733-1817

医学教育中的教练法

主　　译：潘　慧　赵　峻
出版发行：北京大学医学出版社
地　　址：（100191）北京市海淀区学院路 38 号　北京大学医学部院内
电　　话：发行部 010-82802230；图书邮购 010-82802495
网　　址：http://www.pumpress.com.cn
E-mail：booksale@bjmu.edu.cn
印　　刷：北京瑞达方舟印务有限公司
经　　销：新华书店
责任编辑：赵　欣　**责任校对**：靳新强　**责任印制**：李　啸
开　　本：787 mm×1092 mm　1/16　**印张**：9.75　**字数**：258 千字
版　　次：2025 年 6 月第 1 版　2025 年 6 月第 1 次印刷
书　　号：ISBN 978-7-5659-3423-0
定　　价：58.00 元

译者序

在人工智能重构诊疗流程、疾病谱系加速演变、医患关系深刻变革的21世纪，全球医学教育者共同面临着核心命题：传统以知识传授为核心的线性培养模式，是否还能培养出具备终身成长能力的卓越临床医师？世界医学教育联合会（WFME）2023年全球预警报告指出，47%的住院医师在独立执业首年出现“胜任力断裂”，暴露出医学教育在临床思维塑造、职业韧性培养等领域的系统性缺失。这种危机在我国医学教育场域中尤为凸显——住院医师规范化培训进入提质增效阶段，国家“新医科”战略全面铺开之际，我们亟需一套科学化、可操作的能力成长支持体系。

正是在这样的背景下，“教练法”（coaching）作为一种革命性教育范式，从竞技体育与企业管理领域跨界进入医学教育场域。它不同于传统“师徒制”的权威依附关系，也区别于“导师制”的阶段性指导模式，而是以学习者为中心，通过结构化的对话技术、目标管理工具和循证干预策略，激活医学生的自我觉察力与适应性学习能力。这种教育哲学的核心突破在于：将医学人才培养从“标准化生产”转向“个性化生长”，从“知识存储器”升级为“问题解决者”。

本书是美国医学会“医学教育创新系列丛书”中的第三本，是医学教育领域首部以“教练法”为核心的实践指南。本书前四章深入探讨了教练法的理论基础、定义、教练能力以及其与优秀自适应学习者之间的关系。这些章节为我们构建了教练法在医学教育中的基本框架，为后续的实践操作提供了坚实的理论基础。随后的章节则详细介绍了教练法的具体操作步骤，包括教练法项目的规划、实施、评估等关键环节。此外，本书还讨论了教练法在提高临床推理能力、伦理多样性、平等与包容等方面的应用，进一步拓宽了教练法在医学教育中的应用领域。

随着教练法在医学教育中的不断推广和应用，我们有理由相信，它将为培养更多具备自我驱动、终身学习能力和高度责任感的临床医生提供有力支持。同时，教练法也将促进医学教育模式的创新和变革，推动医学教育向更加个性化、灵活化和高效化的方向发展。我们期待未来有更多的医学教育机构能够加入教练法的实践中来，共同推动中国医学教育的进步和发展。

总之，本书为我们提供了一个全新的视角和思考框架，有助于更好地理解教练法在医学教育中的价值并将其有效应用。我们相信，通过不断学习和实践，教练法将在未来的医学教育中发挥越来越重要的作用。

最后，诚挚感谢本书的原著者、北京大学医学出版社的赵欣老师以及我们亲爱的翻译团队。虽然在翻译本书的过程中，我们秉持严谨求精的学术态度，但囿于中西方文化语境差异及译校团队学理局限，恐仍存疏漏讹误之处，还请各位专家不吝斧正，亦望学界同仁多多包涵。

原著序

美国医学会（American Medical Association，AMA）加速医学教育变革联盟（Accelerating Change in Medical Education Consortium）正在致力于开创卫生专业培训的新方法，以最终改善患者的治疗效果。我们的联盟在多个领域取得了重大创新成果，并被多所院校采用。为了助力推广这些创新成果，我们很高兴推出一系列书籍，为其他医学院校和培训项目采用这些理念提供借鉴。

“美国医学会医学教育创新系列丛书”为各地实施经 AMA 联盟测试和完善的教育创新方法提供了实际指导。这本关于学术教练法的书籍是这套丛书的第三本。未来的主题还将包括提升教师的改变管理、实施卫生系统科学教育，以及将电子病历纳入课程。

本书介绍了 AMA 联盟内部及外部的教练法专家的工作，他们在院校医学教育和毕业后医学教育中实施了教练法项目。随着学术教练法领域的不断拓展，我们希望这本书能成为您启动或发展现有教练法项目的宝贵资源。

我们很高兴为大家提供此创新系列丛书的第三本书，并期待了解您在贵机构实施教练法项目的经验。

Susan E. Skochelak，MD，MPH
美国医学会首席学术官

原著前言

我们很高兴向您介绍本书。

在医学教育中，教练法作为一种为学习者提供职业发展和帮助的框架正在蓬勃兴起。虽然教练法在商业界应用已久，近期也应用于患者照护和医师培养领域，但在医学教育领域相对来说还是一个新事物。关于为学习者带来最优效果的最佳教练法实践的文章还在不断发表。为了填补这一空白，我们出版了这本关于教练法的书籍。除了介绍教练法理论、模型和能力外，本书还阐述了教练法与优秀自适应学习者发展之间的重要关系，并为在各自学校实施、优化教练法项目的教育工作者及管理者提供了一个实用的框架。

本书前四章讨论什么是教练法、什么不是教练法、与优秀自适应学习者的关系，以及教练法理论和教练能力。随后的几章介绍了教练法的具体操作，在最后提出了研究计划并讨论教练法未来的研究方向。本书的参考文献提供了更多的阅读材料。在每一章中穿插了案例情景，同时作者还总结了清晰的章节要点。本书引用了现有的明确证据，但也参考了美国医学会加速医学教育变革联盟中众多教练法项目所达成的共识和最佳实践经验。

这本书着重聚焦于院校医学教育及毕业后医学教育，不过所讨论的许多原则也适用于包括继续医学教育在内的各阶段学习者。针对教师和医生的专项高级教练法不在本书的讨论范围内，但所有卫生专业人员都可以从本书介绍的基本原则中受益。

我们希望这本书对您探索和启动自己的教练法项目有所帮助。

Maya M. Hammoud，MD，MBA
Nicole M. Deiorio，MD
Margaret Moore，MBA
Margaret Wolff，MD，MHPE

原著致谢

本书的编辑和作者要感谢美国医学会（AMA）的 Sarah Ayala 所进行的项目管理，这本书的面世离不开她的支持。我们同样要感谢来自 AMA 的 Victoria Stagg Elliott 对本书进行了校对，纠正了我们的拼写错误和用词不当。感谢 AMA 和“美国医学会医学教育创新系列丛书”的项目经理 Kevin Heckman 对本书的支持。我们还要感谢 AMA 加速医学教育变革联盟的成员为本书的创作做出的贡献，并感谢 AMA 医学教育集团副总裁 Susan E. Skochelak 医学博士、公共卫生硕士，若非她的领导，这个联盟就不可能存在，本书也就无法完成。

原著作者

Atul Agarwal, MD
Assistant Professor of Clinical Radiology and Imaging Sciences
Indiana University School of Medicine
Indianapolis, Indiana
Chapter 8

J. Aaron Allgood, DO
Chair of Clinical Science Education
A.T. Still University School of Osteopathic Medicine in Arizona
Mesa, Arizona
Chapter 5

Indira Bhavsar-Burke, MD, MHPE
Chief Fellow, Gastroenterology and Hepatology
Indiana University School of Medicine
Indianapolis, Indiana
Chapter 7

Rebecca Blankenburg, MD, MPH
Clinical Professor and Associate Chair of Education, Pediatrics
Stanford University School of Medicine
Stanford, California
Chapter 10

William B. Cutrer, MD, MEd
Associate Dean for Undergraduate Medical Education
Vanderbilt University School of Medicine
Nashville, Tennessee
Chapter 2

Nicole M. Deiorio, MD
Associate Dean, Student Affairs, Professor, Emergency Medicine
Virginia Commonwealth University School of Medicine
Richmond, Virginia
Chapter 1

Basim Dubaybo, MD
Vice Dean of Faculty Affairs and Professional Development
Wayne State University School of Medicine
Detroit, Michigan
Chapter 11

Donna Elliott, MD, EdD
Professor of Pediatrics and Medical Education
Vice Dean for Medical Education
Chair, Department of Medical Education
Keck School of Medicine of the University of Southern California
Los Angeles, California
Chapter 9

Michele A. Favreau, PhD, MSEd
Professor Medical Education
Sam Houston State University College of Medicine
Huntsville, Texas
Chapter 12

Matthew Fitz, MD, MSc
Vice Chair for Faculty Development, Department of Medicine
Stritch School of Medicine, Loyola University Medical Center
Maywood, Illinois
Chapter 2

Micaela Godzich, MD
Associate Professor of Family and Community Medicine
Director of the Academic Coaching Program, School of Medicine
Associate Residency Program Director
UC Davis School of Medicine
Sacramento, California
Chapter 9

Larry Gruppen, PhD
Professor
University of Michigan Medical School
Ann Arbor, Michigan
Chapter 2

Michael A. Haight, MD, MHA
Clinical Professor, Pediatrics
Pediatric Gastroenterology
University of California, San Francisco
San Francisco, California
Chapter 12

Maya M. Hammoud, MD, MBA
Professor, Obstetrics and Gynecology
University of Michigan Medical School
Senior Adviser, Medical Education Innovation
American Medical Association
Ann Arbor, Michigan
Chapters 1 and 7

Antwione Haywood, PhD, MED
Associate Director for Diversity, Equity, and Inclusion, IU Simon Comprehensive Cancer Center
Assistant Professor of Clinical Radiation Oncology
Assistant Dean for Student Affairs, Medical Student Education
Indiana University School of Medicine
Indianapolis, Indiana
Chapter 9

Jean E. Klig, MD
Director, PEM Student Programs
Massachusetts General Hospital
Director, Clinical Learning Coaching Program
Assistant Professor of Emergency Medicine and Pediatrics
Harvard Medical School
Boston, Massachusetts
Chapter 12

Tai Lockspeiser, MD, MHPE
Assistant Dean of Medical Education–Assessment, Evaluation, and Outcomes
University of Colorado Anschutz Medical Campus
Aurora, Colorado
Chapter 2

Kimberly D. Lomis, MD
Vice President, Undergraduate Medical Education Innovations
American Medical Association
Chicago, Illinois
Chapters 2, 7, and 8

Andrea Marmor, MD, MSEd
Clinical Professor of Pediatrics
San Francisco General Hospital
UCSF School of Medicine
San Francisco, California
Chapter 10

Hilit F. Mechaber, MD
Senior Associate Dean for Student Affairs
Associate Professor of Clinical Medicine
University of Miami Miller School of Medicine
Miami, Florida
Chapter 9

Mark Meyer, MD
Professor, Family Medicine
Senior Associate Dean, Student Affairs
University of Kansas School of Medicine
Kansas City, Kansas
Chapter 8

Jennifer R. Miller, MD
Associate Professor of Pediatrics
Penn State Health, Milton S. Hershey Medical Center
Hershey, Pennsylvania
Chapter 9

Amy Miller Juve, Med, EdD
Associate Professor
Vice Chair, Education, Department of Anesthesiology and Perioperative Medicine
Professional Development and Program Improvement Specialist
Graduate Medical Education
Oregon Health & Science University
Portland, Oregon
Chapter 6

Margaret Moore, MBA
Co-Founder and Chair
Institute of Coaching, McLean Hospital
Belmont, Massachusetts
Chapters 1 and 3

Ronda Mourad, MD
Associate Professor
Case Western Reserve University School of Medicine
Associate Clerkship Director for Internal Medicine
Louis Stokes Cleveland VA Medical Center
Cleveland, Ohio
Chapter 6

Binata Mukherjee, MD, MBA
Assistant Dean, Faculty and Professional Development
College of Medicine/Mitchell College of Business
University of South Alabama
Mobile, Alabama
Chapter 8

Elza Mylona, PhD, MBA
Professor, Internal Medicine
Vice Provost for Faculty Affairs and Institutional Effectiveness
Eastern Virginia Medical School
Norfolk, Virginia
Chapter 11

Kendra Parekh, MD, MHPE
Assistant Dean for Undergraduate Medical Education
Associate Professor of Emergency Medicine
Vanderbilt University Medical Center
Nashville, Tennessee
Chapter 4

Kurt Pfeifer, MD
Professor of Medicine
Medical College of Wisconsin
Wauwatosa, Wisconsin
Chapter 5

Archana Pradhan, MD, MPH
Associate Dean for Clinical Education
Associate Professor
Rutgers Robert Wood Johnson Medical School
New Brunswick, New Jersey
Chapter 6

Carrie E. Rassbach, MD, MAEd
Clinical Associate Professor, Pediatrics
Stanford School of Medicine
Stanford, California
Chapter 10

Rishindra M. Reddy, MD
Professor, Section of Thoracic Surgery, Department of Surgery
Chair, University of Michigan-Comprehensive Robotic Surgery Program
Jose Jose Alvarez Research Professor in Thoracic Surgery
University of Michigan Medical School
Ann Arbor, Michigan
Chapter 7

M. Melinda Sanders, MD
Professor of Pathology and Laboratory Medicine
University of Connecticut School of Medicine
New Haven, Connecticut
Chapter 5

Simran Singh, MD
Designated Educational Officer
VA Northeast Ohio Healthcare System
Assistant Dean for Clerkships
Case Western Reserve University School of Medicine
Cleveland, Ohio
Chapter 4

Sherilyn Smith, MD
Professor of Pediatrics
University of Washington School of Medicine
Clinical Skills Learning Specialist
Seattle Children's Hospital
Seattle, Washington
Chapter 4

Christine Thatcher, EdD
Associate Professor of Family Medicine
Associate Dean for Medical Education and Assessment
University of Connecticut School of Medicine
New Haven, Connecticut
Chapter 5

Richard N. Van Eck, PhD
Associate Dean for Teaching and Learning
Monson Endowed Chair for Medical Education
Professor, Population Health
University of North Dakota School of Medicine and Health Sciences
Grand Forks, North Dakota
Chapter 11

Sandrijn M. van Schaik, MD, PhD
Professor of Pediatrics
Baum Family Presidential Chair for Experiential Learning
Vice Chair of Education, Department of Pediatrics
UCSF School of Medicine
San Francisco, California
Chapter 10

Margaret Wolff, MD, MHPE
Associate Professor of Emergency Medicine and Pediatrics
University of Michigan Medical School
Ann Arbor, Michigan
Chapter 1

The AMA MedEd Innovation Series Editors:
Susan E. Skochelak, MD, MPH
Kimberly D. Lomis, MD
Maya M. Hammoud, MD, MBA

目 录

第1章

学术环境中的教练法

Nicole M. Deiorio，Margaret Wolff，Margaret Moore，and Maya M. Hammoud

学习目标

1. 介绍医学教育中的教练法，并将其与建议、指导和咨询区分开来。
2. 解释在医学教育中开展教练法的原因。
3. 说明编写本书的必要性。
4. 简要介绍各章的内容。

提纲

本章提要

本章介绍了医学教育中的教练法，并强调了教练法和本书的基本原理。我们介绍了教练法在支持胜任力导向医学教育以及培养优秀自适应学习者方面的应用，还简要概述了后续章节以引发读者的兴趣。

引言

在整个医学教育连续体中，教练法已经成为一种促进学习者的发展，并帮助他们充分发挥潜能的有前景的方法[1]。教练法的融入延续了医学教育工作者的创新努力，即调整高表现性专业（如体育与音乐）长期使用的方法的创新努力。

教练法在增强企业和政府领导力、帮助人们改善他们的业务和生活、为患者照护场景中的健康与福祉提供支持方面有着悠久的历史。过去几年中，在院校和毕业后医学教育中也推出了许多教练法项目[2]。在过去5年中，对教练法兴趣激增的部分原因是它在胜任力导向医学教育中发挥潜在作用，包括将教练法的相关技能整合到临床技能培训中。迄今为止，医学教育中的教练法已被用于提高学习者的幸福感、培训技术技能和非技术技能[3]，并促进职业认同的形成[2]。

对于医疗专业人员而言，教练法的目的与其他专业人员教学方法相同——帮助个人优化其专业表现、专业潜力和整体福祉，尽管它们看起来各不相同。通过支持学习者优先考虑自己的愿望、价值观和需求，教练法帮助学习者在不断发展的医学领域中建立其职业生涯所需的基本技能和行为方式[1]。教练的过程能使学习者具备制订个人愿景、识别其当前状态与理想状态之间的差距，并制订和实施切实可行的行动计划的能力。

区分教练与建议、指导和咨询

正如第 4 章所述，教练法目前是一门独特的专业学科，通过最佳实践过程培养特定的能力。在教练的专业协助下，学习者可以自己制订改变的计划，这反映了他们是最了解自己理想状态的专家。教练法的另外两个关键原则是：①问多于说，即询问和协助胜于建议和教育；②引导学习者实现基于个人价值观的目标和个性化路径，以应对挑战并实现目标。

与此相反，建议通常是回答学习者提出的问题，或从另一个角度看问题，提供建议者通常是该领域的专家。一个技能精纯的教练不需要成为学习者想要探索的主题的专家。指导关系通常更注重培养长期的专业路径，教练不仅要提供专业知识，还要与学员分享他们在学习道路上的经验。教练法与咨询也有所不同，后者更注重澄清、拆解和解决问题，而不是围绕最佳目标和实现目标的途径集思广益。图 1.1 说明了这些角色使用方法的差异，将“问”与“说”、“关注问题”与“关注解决方案”进行了对比。

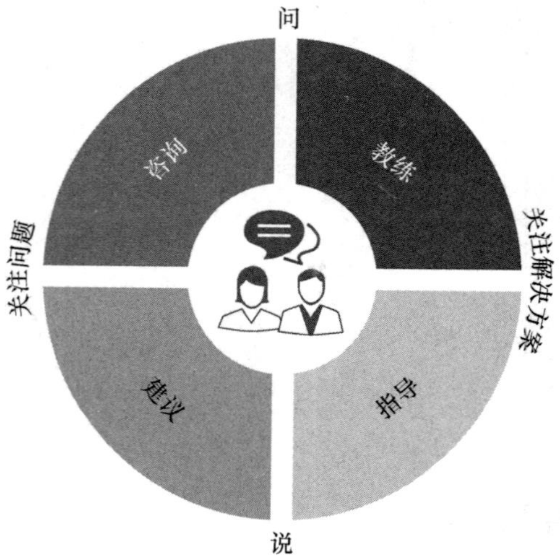

图 1.1 区分教练、咨询、建议和指导（美国医学会版权所有）

正如传统的指导和咨询角色一样，教练法对教练本身也是有益的[4]。这三种方法都提供了一种合作密切的、个性化的方式来对学习者的发展和成长产生有意义的影响。没有哪一种方法比另一种更好，不同的学习者情况需要的方法也是不同的。在医学教育中，医生可能更习惯于扮演传统的建议和指导的角色，因此，他们可能会倾向于默认使用这些方法。指导和建议可能会削弱教练法关系所提供的自主权和信心，教练会帮助学习者找到适合自己的方法。那些在指导和建议方面经验丰富的教练会敏锐察觉何时需要运用他们的赋能作用来提高学员的自主性和自信心。他们会谨慎地避免扮演先前作为导师或顾问的这种专家角色，并尽量减少给学习者直接提供建议和答案[5]。

情景 1

在一次课程委员会会议上，有人提到了他们读过的一篇关于学术教练法的论文，并想知道这是否会对他们的医学院有益，特别是因为最近的医学教育联络委员会（LCME）实地考察发现他们实施的建议项目不够理想。

思考问题

1. 考虑您的教育项目中传统的教师角色。他们属于“学习者 / 教师”—“问题 / 解决方案”四象限中的哪一象限？
2. 教练法项目或者培训教师采用教练法技巧将如何增强这些关系？

编写本书的原因

通过本书，我们对美国医学会的第一本《医学教育中的教练法：教师手册》进行了大幅更新和扩展，同时还引用了有关医学教育中教练法最佳实践的最新文献和共识。我们为每一章招募的作者都是教练法专家、教育工作者和领导者，其中大多数人正在他们的机构中创建和优化教练法项目。每一章涵盖了一个不同的教练法主题。参考文献为大家提供了未来的阅读材料。每章都穿插了案例情景，并突出强调了核心要点。

教练法支持胜任力导向医学教育和优秀自适应学习者的培养

医学教育正在全过程中推行胜任力导向教育模式。因此，对于医学生来说，要成为优秀自适应学习者，“学会如何学习”对有效掌握大量的能力至关重要。教练法的技能使教师能够采取个性化的方法来支持每位学生在培养个人能力方面的学习需求。通过教练法，教师可以与学习者建立意义深远的关系，这种关系重点关注探索最佳结果，客观地评估他们相对于最佳表现的差距，并帮助他们积极地处理反馈，以实现自己的能力和成长的目标。总之，教练法通过邀请医学生在其学习过程中积极主动地评估自己的学习情况，对反馈进行反思，并调整自己的做法以纳入新的学习内容，从而为培养优秀自适应学习者提供支持。

此外，随着医疗服务、知识和科学创新的迅速发展，医生需要在实践中不断反思和学习[6]。因此，理想情况下，我们的医学教育体系应该擅长培养优秀自适应学习者，他们采用元认知方法进行自主学习，从而在医学院毕业后的实践中发展并展示出自适应的专业知识[7]。这将确保未来的医生能够适应不断变化的医疗环境，善于学习和适应外部变化，同时主动引领和推动积极的改变。

在过去的二十年，教练法心理学——一门旨在促进自我实现的教练法关系科学——得到了迅速发展。数十种理论和科学领域知识被学者和从业者整合到教练法过程中。在本书中，我们特别为医学教育工作者定义了教练法及其能力，探索了相关理论和工具的科学基础。我们的目标是帮助医学教育中的教练整合适当的教练法理论和工具，以满足被教练者的特定需求，并为成功获得教练法的成果提供支撑。

本章概要

从第 2 章开始，深入探讨了教练法、环境和胜任力导向医学教育的交叉点，以支持优秀自适应学习者。在第 3 章中，我们定义了医学教育中的教练法，并探讨了与医学教育教练法能力相关的重要理论和模型，包括自我决定、意向改变理论、动机性面谈、正念、情商、积极心理学、目标设定过程和认知行为教练法。

第 4 章介绍了医学教育中一位学术教练所需的能力，以及常见场景和实用建议。第 5 章重点介绍了在几种不同教练法模型中使用的不同工具。第 6 章讨论了在医生职业生涯中应该何时和如何应用教练法。第 7 章重点介绍了为提高表现（例如外科技能或沟通技能）而进行的一种特定类型的教练法，撰写该内容的专家担任了旨在提升表现的教练。

接下来的章节着重探讨了在医学教育中创建教练法项目时需要考虑的问题。第 8 章介绍了在建立项目时应关注多样性和伦理实践的内容。第 9 章详细介绍了教练法项目的成功示例，读者可以将其作为个人项目的范例。第 10 章包含了有关创建强有力的教练法发展项目的有用信息。

本书最后旨在展示教练法的价值。在第 11 章中，读者将学习如何为他们的教练法项目制订和衡量高水平的成果。第 12 章提出了教练法有效性的现有证据，并为那些希望在医学教育中推进教练法科学的人士提出了研究计划。

我们希望本书能满足那些参与创建教练法项目、传授教练法最佳实践以及对在医学教育中进一步发展教练法科学感兴趣的人的需求。

情景 2

一位项目主任注意到，在对住院医师半年一次的评估会议上，住院医师关注的是外部激励因素，比如他们在培训期间的考试成绩和住培结束后的就业问题，但他们较难参与到关于如何成为一名更优秀的医生和在住培结束后持续改进实践的讨论中。

思考问题

1. 教练法可以采用哪些策略帮助被教练者激发内在动机，并专注于长期目标?
2. 教练法如何促进目标设定?

核心要点

1. 教练法与传统的教师角色（如建议、指导和咨询）有重叠之处，但在很多方面也有显著不同。
2. 教练法可以是一种独特的策略，促进目标和能力的达成、自我实现、职业认同形成，以及终身学习的心态。

参考文献

1. Deiorio NM, Carney PA, Kahl LE, et al. Coaching: a new model for academic and career achievement. *Med Educ Online*. 2016;21(1).
2. Wolff M, Hammoud M, Santen S, et al. Coaching in undergraduate medical education: a national survey. *Med Educ Online*. 2019;25(1).
3. Lovell B. What do we know about coaching in medical education? A literature review. *Med Educ*. 2018;52(4):376–390.
4. Brooks JV, Istas K, Barth BE. Becoming a coach: experiences of faculty educators learning to coach medical students. *BMC Medical Education*. 2020;20.
5. Deiorio NM, Foster KA, Santen SA. Coaching a learner in medical education. *Acad Med*. 2021;96(12):1758.
6. Cate OT, Carraccio C. Envisioning a true continuum of competency-based medical education, training, and practice. *Acad Med*. 2019;94(9):1283–1288.
7. Cutrer WB, Miller B, Pusic MV, et al. Fostering the development of master adaptive learners: a conceptual model to guide skill acquisition in medical education. *Acad Med*. 2017;92(1):70–75.

第 2 章

教练法与优秀自适应学习者模型

William B. Cutrer，Tai Lockspeiser，Matthew M. Fitz，Larry Gruppen，and Kimberly D. Lomis

学习目标

1. 说明优秀自适应学习者模型如何支持学习的灵活性。
2. 阐明教练法在整个职业生涯追求个人能力发展中所扮演的角色。
3. 确定组织文化和学习环境对教练法和胜任力培养项目是否成功的影响。

提纲

本章提要

优秀自适应学习者是指运用元认知方法进行自我调节学习，从而实现适应性专业知识的发展的个体。教练法作为引导个体完成优秀自适应学习过程的有效策略，应当加以利用，使学习者在学习和发展过程中更加高效。这一模型成功的关键在于教练在支持学习者的过程中要有明确的期望，而胜任力导向医学教育就能满足这些期望。胜任力构建了促进学习者逐步发展所必需的教学、学习和评估方法框架。此外，由于学习环境对学习过程的影响非常重要，我们必须考虑并有意识地塑造学习环境，以优化学习者的发展。

引言

医生和其他医疗保健专业人员的任务是在快速发展的复杂系统环境中提供高质量的医疗保健服务，同时确保个体获得积极的医疗保健体验，改善人群的健康状况，并降低人均医疗保健成本。传统的医学专业教育方法并未使从业者或系统实现这些目标。我们需要一种新的方法来培养从业者，使他们既具备有效解决已知挑战所需的常规专业知识，又具备识别和应对新挑战所需的适应性专业知识。重新设计医学专业教育以培养优秀自适应学习者将有助于个体和系统表现的持续改善。

在本章中，我们探讨了几个关键的医学教育主题的核心性和关联性，这些主题对于专业医生和系统提供高质量的医疗服务至关重要。首先，我们探讨了优秀自适应学习者的概念，即运用元认知方法在个体或小组内进行自我调节学习，以促进适应性专业知识的发展。基于优秀自适应学习者（master adaptive learner，MAL）模型，我们强调了如何利用教练的外部视角来促进和增强这种类型的学习和专业知识的发展。其次，我们转向了胜任力导向医学教育这一宏大主题，这些主题提供了必要的、明确的期望和表现数据，为学习者参与教练法和优秀自适应学习提供信息和指导。最后，我们将探讨学习环境对教练法和优秀自适应学习的积极和消极影响，以及这些环境因素对专业知识发展过程的影响。

优秀自适应学习者

优秀自适应学习者（MAL）模型[1]旨在通过培养自我调节习惯来支持适应性专业知识的发展，最终也能使这些培养者在不断变化的实践环境中识别和应对新出现的教育需求。教练也可以在培训的早期阶段利用MAL模型来帮助学习者达到教育课程或项目的既定期望。

优秀自适应学习者的“齿轮”

4个“齿轮”构成了MAL模型的核心要素（图2.1），代表自我调节学习的4个阶段：计划、学习、评估和调整。通过这些阶段的迭代学习，为适应性专业知识发展奠定了基础。这些“齿轮”也反映了贯穿整个医疗环境中持续质量改进的计划-执行-研究-行动（plan-do-study-act，PDSA）循环。优秀自适应学习者会完成多个自己作为学习者的PDSA循环，从而不断加深他们的理解和加强专业性。

计划阶段

计划阶段对于清楚地阐明现状与可能或应该达到的目标之间的差距至关重要。这个差距可能涉及知识、技能或态度，代表着可以改进的机会。在课堂或临床环境中，善于识别差距的个体可能在某一天就会发现自己在实践中存在着许多差距，他们面临的挑战是如何在各种学习选择中确定优先顺序的。其他不太擅长识别差距的个体可以从具体的差距证据中受益，例如胜任力导向表现数据、患者结局数据以及来自同伴、督导者或教练的外部反馈。当确定了多个差距时，尤其是资历较浅的学习者可能会感到不知所措。计划过程要求学习者有意识地选择学习机会，然后寻找合适的学习资源。许多人经常跳过计划阶段，选择直接开始学习。

在这个阶段，有几种学习技能会有所裨益。提问是一种技能，它使个人能够审视自己的现状（即“是什么”），并探究是否存在任何差距。优秀自适应学习者会从多个角度进行探究，寻求理解差距的“是什么”“怎么做”和“为什么”。优先级排序是一项基本技能，它能让个人将一个已确定的差距解决的优先级排到其他差距之前，以集中精力学习。在计划阶段，设定适当的目标和有效识别潜在的学习资源的技能是有益的，为个人在随后的学习阶段尽最大努力做好准备。

学习阶段

在学习阶段，个人花费时间和精力对所选资源进行批判性评估，并采用学习策略。个人在学习阶段投入的大部分精力与学习策略的选择和利用有关。在通识教育和医学教育文献中，有很多关于比较有效学习策略的论述，这些策略能促进学生长期保持对知识的理解、掌握和应用的能力。遗憾的是，受训者和临床医生经常采用诸如重读、突出显示、下划线或为考试临时抱佛脚等策略。认知科学已经多次证明，这些策略并不能帮助学习者理解知识。学习者最好选择有可靠教育科学支持的学习策略，例如间隔式重复学习或概念图。这些学习策略需要练习，可能需要额外投入时间和精力，但随着持续使用，它们会带来学习效益。MAL 过程本身可以让学习者通过选定的学习策略，如概念图来发现自己技能的差距，然后让个体计划、学习、评估和调整他们的学习，以提高他们在概念图方面的技能，从而提高整体学习效率。学习阶段最有效的做法是，学习者利用评估良好的资源和科学合理的学习策略，来最大限度地用自己的努力弥补在计划阶段发现的知识、技能或态度方面的差距。

情景 1

Stanley 是一名在儿童医院儿科轮转实习的医学生。Stanley 非常高兴能够在儿童医院实习，因为他计划从事儿科工作。他非常希望在这次实习中表现出色，并将注意力集中在复习科目考试上。在获取了一本儿科复习书之后，他制订了一个计划，打算在科目考试之前从头到尾系统地阅读 3 遍，每次使用不同颜色的荧光笔标记。

Stanley 所在的医学院的每个学生都有一位个人的学术教练，他们会在 1 学年中定期会面。Stanley 在儿科实习中途与他的教练 Jaqueline 见面，表达了他的沮丧之情——尽管他已经阅读了 2 遍复习书，但似乎仍记不住自己读过的内容，并且很难将阅读的内容应用到他在轮转期间需要照护的患儿身上。

思考问题

1. Jaqueline 能提出什么样的学习策略来促进 Stanley 成为优秀自适应学习者？
2. 在 Stanley 尝试新的学习策略时，Jaqueline 如何提供支持和教练指导？
3. Jaqueline 如何让 Stanley 做好准备，以应对一些替代学习策略所带来的时间和精力上额外的投入？

评估阶段

在评估阶段，学习者可以通过信息丰富的自我评估来确定他们是否成功地弥补了计划阶段发现的差距。仅基于内部视角的自我评估是不可靠的，信息丰富的自我评估包括寻求外部证据来源。这些信息的形式多种多样，包括考查知识的考试成绩、胜任力导向评估数据、非正式反馈，甚至是患者的治疗结局。然后，个体必须对这些证据进行解释和整合，以做出回应，要么忽略无用的信息来源，要么在不清楚的领域寻求更多信息，要么根据被视为有用的信息采取行动。

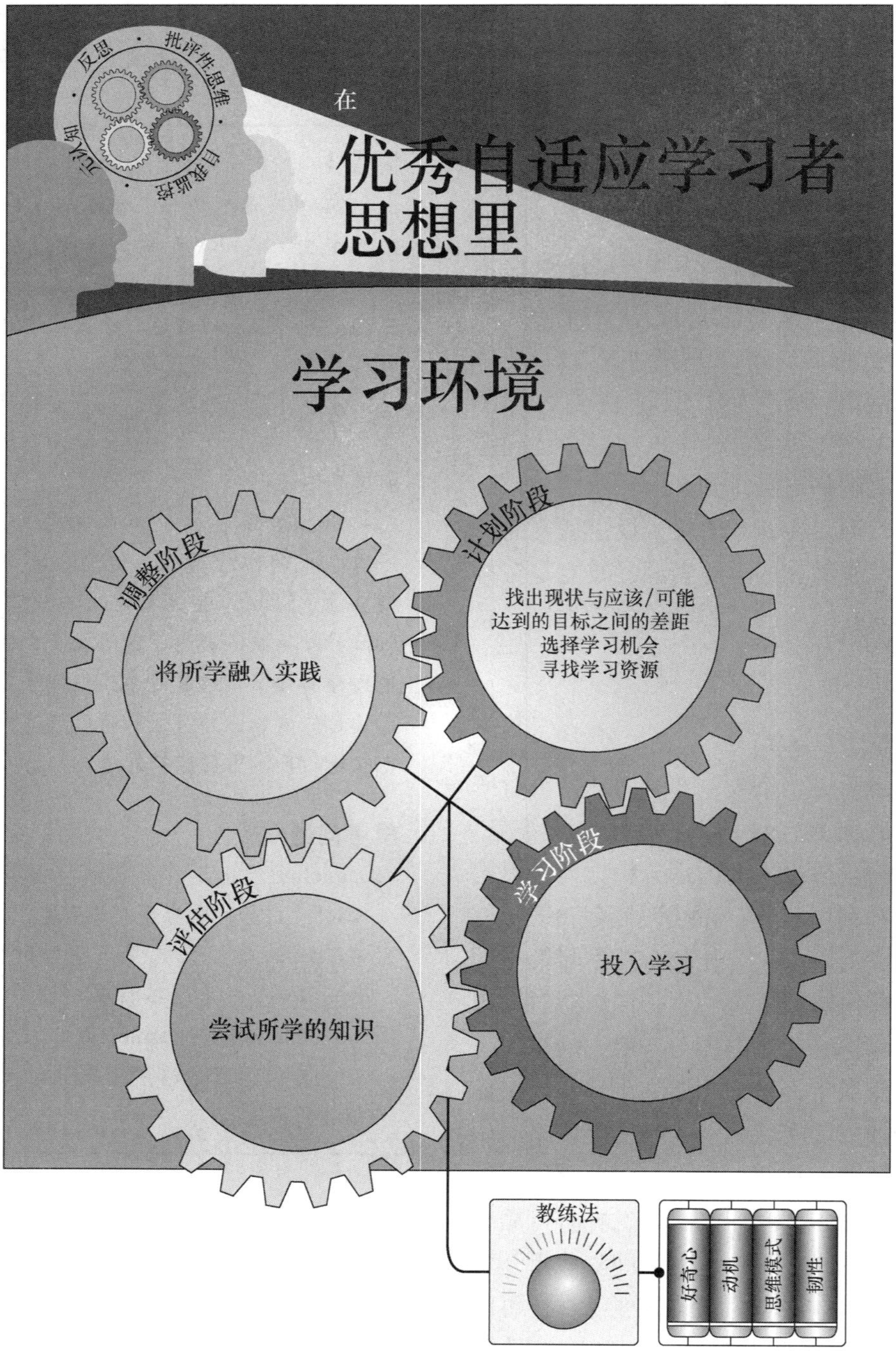

图 2.1 优秀自适应学习者养成过程的特点和环境

摘自：Cutrer W B，Atkinson H G，Friedman E，et al. Exploring the characteristics and context that allow the master adaptive learner to thrive. Med Teach，2018，40（8）：791-796.

情景 2

Michelle 是在一家大型县级医院系统工作的二年级内科住院医师。她对自己的知识和技能充满信心，经常在病房团队中负责患者的诊疗计划和临床决策。她在查房时经常制订出正确的管理策略，但却无法阐明其决策背后更广泛、更深入的临床推理思维。实际上，她只知道“是什么”，但不知道“为什么”。病房主治医生向住院医师培训项目主任表达了担忧——尽管 Michelle 经常知道一些晦涩难懂的需要记忆的问题的正确答案，但她缺乏更深层次的知识基础和临床技能。主治医生认为 Michelle 的临床推理和知识应用能力低于她的培训水平预期，并在住院医师项目的评估系统中记录了这一点。在与住院医师项目培训主任的会面中，Michelle 对评估结果不以为然，表示“那个主治医生就是不喜欢我。我是一名专业能力强、医学基础很好的住院医师”。项目主任讨论了 Michelle 在最近一次培训考试中的表现，她的考试成绩远低于全国第 10 百分位数。Michelle 解释说，那天她只是非常疲惫，并重申她的知识基础和临床推理能力都非常出色。

项目主任希望给 Michelle 提供教练，特别是围绕她最担心的方面：Michelle 糟糕的自我评估技能导致了过度自信。

思考问题

1. 在提供教练指导时，项目主任可以与 Michelle 一起回顾哪些数据，以帮助她认识到过度自信的问题？
2. 项目主任可以使用哪些沟通策略来鼓励 Michelle 进行更深入的思考和洞察？
3. 项目主任如何帮助 Michelle 了解一般自我评估和信息丰富的自我评估之间的区别？

调整阶段

在调整阶段，学习者必须根据他们到目前为止在 MAL 过程中所学到的知识，来决定如何改变他们未来的实践。调整实践包括考虑个人如何在适当的时候将新的学习内容融入常规工作和实践中。从根本上说，调整阶段可以被视为一个变化管理问题。对于小的变化，在实施过程中可能会遇到较少的后勤和情感障碍（例如，根据更新的文献为特定感染选择新的抗生素）。对于较大的变化，个人必须考虑的不仅是他们自己的个人实践，还必须考虑他们提供医疗服务的系统。对于更大的变化，比如医生可能彻底改变为一整组糖尿病患者提供的医疗服务，可能需要更正式的改变管理方法，如商业文献中的 Kotter 改变管理模型[2]那样来改变管理。

优秀自适应性学习持续认知技能

为了准备好通过 MAL 循环的 4 个阶段取得进展，学习者必须培养并同时利用几种核心技能，所有这些技能都可以得到教练的支持：批判性思维、反思、自我监控和元认知[3]。

批判性思维

批判性思维运用高阶认知技能，如概念化、分析和评价，以及深思熟虑的思考方式，从而采取合乎逻辑的适当行动。Papp 等[4]认为批判性思维是一种“超越医疗卫生职业中其他知识、技能、能力和行为的元能力”，并为获取批判性思维技能的过程进行了发展性的描述。

反思

反思技能指“在情境发生之前、之时和之后，旨在加深对自我和情境的理解，以便从以往的经历中获得对未来情境的启示的过程”[5]。这种技能可以最大限度地从各种经历和工作场所的接诊中学习提高。

自我监控

自我监控被描述为“注意到自己行为的能力，驱使检验这些行为效果的好奇心，以及愿意使用这些观察来改善未来的行为和思维”[6]。自我监控为学习者提供了持续评估自己在实现学习目标方面的进展或不足所需的技能。

元认知

元认知通常被称为“思考自己的想法”。它可以被视为一个综合了批判性思维、反思和自我监控的概念。元认知使个体不仅关注结果，而且关注他们“为实现该结果而采取的步骤和做出的决策”[7]。

将批判性思维、反思、自我监控和元认知结合起来，让学习者能够有意识地关注自己的学习，并了解自己持续的努力是否有效。教练应该就学习者在这些基本认知技能方面的经验进行提问和探究，并在需要时提供指导和纠正方向。

优秀自适应学习者的“电池”

为 MAL 循环提供动力需要具备几种属性。该模型中的“电池”[3]描述了 4 个关键的个人特征：好奇心、动机、成长型思维模式和韧性。教练可以促进学习者关注这些学习动力的来源。

好奇心

好奇心代表了学习者内在的想要知道和理解更多知识的渴望。好奇心强的学习者“不太可能不加批判地接受别人告诉他们的东西，他们喜欢提问，并更愿意在公开场合表达他们的疑问和揭示不确定因素”[8]。他们被好奇心驱使着进入学习循环，而不是让问题悬而未决。

动机

自我决定理论区分了内在动机和外在动机。高内在动机“与更好的学习、更好的概念理解、更好的学术表现和成就以及更高水平的幸福感相关联，而高外在动机则与此相反”[9]。

思维模式

个体对自己智力和能力的信念构成了他们的思维模式，并直接影响他们对学习的态度、对反馈以及对挫折的回应。Dweck[10]区分了具有固定型思维模式与具有成长型思维模式的个体，前者认为人的智力和才能是固定的且与生俱来的，而后者认为能力可以通过个人的奉献和努力得到发展。展现出成长型思维模式的学习者会投入地学习，接受批判性反馈，并接受挑战。

韧性

在课堂和临床环境中，个体在学习过程中经常会遇到困难或挫折。韧性是一个复杂的概念，它提供了在遇到压力和挑战时坚持并继续学习的能力[11]。

每种个人特征“电池”都为教练提供了探究学习者经历的机会，以便给予鼓励、重构思维框架并制订有针对性的策略。

优秀自适应学习者教练法的调节器

有意义的学习是困难的[12]。前文所述的 MAL 过程可能会耗费大量的人力、物力，特别是对于那些正在努力确定如何最有效利用时间和精力的初学者而言。对发展自适应性专业知识的期望加剧了这种压力。Mylopolous 和 Regehr[13]描述了自适应专业知识给学习者带来的“明显负担”，即期望他们超越常规专业知识。许多学习者倾向于先掌握基础知识，然后再考虑不断发展的需求。许多人提出了各种问题，从“我如何才能真正以发展自适应性专业知识的方式学习？”到“这种努力是否值得？”，甚至是“在医疗环境中创新（或准备创新）真的是我的责任吗？”。但是，通过一个结构化教育项目和外部视角（如教练）搭建的脚手架的支持，尽早传授 MAL 教学的技能，将为学习者在整个职业生涯中取得成功奠定基础。

如图 2.1 的下部所示，MAL 模型包括一个教练法“调节器”。在这个过程中，教练法在提高学习效率和效果方面发挥着重要的作用。虽然学习可以（而且确实可以）在没有教练的情况下进行，但通过有效的教练法，这个过程可以产生的影响会更大。

优秀自适应学习者各阶段的教练法

计划阶段的教练法技能

教练通过有针对性地提问学习者来促使其反思，这种技能对学习者选择目标和学习策略具有极大的影响。医学教育文献中的证据表明，尽管认识到目标设定和计划的重要性，但许多学习者在管理自己的学习过程方面仍有困难，并希望在这个阶段得到指导[14]。

对于初学者来说，确定差距和适当的目标可能具有挑战性。尽管学习目标应该是个性化的，并且对学习者来说非常重要，但学习者有时需要在应该关注什么的问题上接受指导。特别是在培训的早期阶段，了解自己不知道什么是具有挑战性的。学习者通常需要被鼓励进行信息丰富的自我评估，这包括查看实际评估数据以引发反思，而不是仅依赖于自我评估，这已经被反复证明是不准确的[15-16]。解读外部表现证据，比如定性评论，可能是一个挑战。教练可以通过试探性的问题，如“你认为他们的评论是什么意思？”或“评估者对你的工作或能力了解多深？”来促进有效地使用数据。引导学习者反思评估证据、阐明当前的教育机会以及结合他们未来的职业规划，帮助他们在任何时候都能确定优先事项。

一旦明确了差距，学习者还可以在制订实际目标时从教练法的支持中受益。学习者通常可以从一个宽泛的、非可量化的目标开始；教练通过有效的提问可以帮助其确定具体的目标。可以提出的问题包括：“当你实现这个目标后，你能做什么？”“你所说的‘更舒适 / 更擅长 / 更高效 / 等等’是什么意思？”“你如何将这个大目标分解成更小、更易管理的目标？”使用 ISMART（重要性 important、具体化 specific、可量化 measurable、可实现 achievable、相关性 relevant、时间限定 time-based）原则可以帮助学习者制订更有效的学习目标。我们创建了一个评分标准[17]，以评估记录下来的学习目标的质量。这个量表可以作为学习者自行使用的反馈工具，也可以作为与教练讨论的提示。

另一个用于目标设定的是 WOOP 原则[18]，它代表着愿望（wish）、结果（outcome）、障碍（obstacle）和计划（plan）。该方法鼓励学习者不仅考虑他们希望实现的目标（愿望和结果），还要预先考虑到什么会阻碍他们达到目标，并制订应对学习过程中障碍的应急计划。采用 WOOP 原则的好处在于它强调了计划阶段所需的策略规划技能，而不仅局限于设定目标。研究发现[19-21]，制订和实施计划是许多学习者在设定目标的过程中最困难的步骤。对未来结果的策略规划比单纯地设定目标更具预测性。教练在帮助学习者考虑实现特定目标可能面临的障碍以及克服它们的策略方面，可以发挥重要作用。

在此阶段，另一个适合教练法介入的领域是选择学习策略来实现特定目标。通常情况下，学习者会采用他们熟悉的学习策略，但认知科学表明，这种策略不会导致深入的长期学习。通过询问学生为什么选择某种策略，教练可以引导学生选择更好的学习策略，甚至可以考虑尝试围绕新的策略设定目标，即使这些策略并不适合他们。尽管教练可能会推荐他们认为有用的学习资源，但学习偏好各异。教练无需成为学习专家就能在这方面为学生提供支持，因为仅对他们所在机构的有效学习策略和选择有基本了解，就足以促成这种交流。教练可以促使学习者思考，鉴于其医学院的各种限制条件，他们的计划是否切实可行。

情景 3

Sandra 是一名繁忙的资历较浅的教师，在一家学术型初级保健诊所工作。到目前为止，她收到的大部分管理反馈都围绕着以临床收入来衡量工作效率这个方面。在她与部门主任进行的年度审查中，她提出，她发现在快节奏的环境中很难学习，而且在她试图抽出时间“追踪文献”的几次尝试中，她从来都不知道该关注什么。她的系主任鼓励她与教师的教练 Eduardo 见面。

在他们的第一次会面中，Sandra 描述了她对自己发展停滞不前的挫败感。她问他能否提供一份阅读清单来帮助她提高实践能力。Eduardo 却提出了一系列问题，包括“你最后一次阅读的文章是什么？”“你是如何选择它的？”以及“你的实践有什么变化？”。通过提问，Eduardo 意识到当 Sandra 花时间阅读时，通常是随意的，并且是基于当时最感兴趣的文章。Eduardo 发现她缺乏学习计划，特别是没有试图找出自己在实践中的不足，以便有针对性地学习和改进。Eduardo 建议，针对自己在实践中发现的不足进行计划和学习将更有效。

思考问题

1. Eduardo 可以提出哪些问题来帮助 Sandra 关注自身实践中的不足？
2. Eduardo 如何将评估数据融入帮助 Sandra 找出自己实践中不足的过程中？

学习阶段的教练法技能

在学习阶段，教练的关键作用是帮助确保学习者对他们的目标负责。这可以通过定期交谈或电子邮件或短信进行简短沟通来实现。此外，教练还可以支持学生建立一个更广泛的人际网络，以支持他们的学习。学生常常担心，告诉教练或老师他们的目标会给老师带来负担，而实际上，这样的指导可以减轻老师们的负担，确保他们的努力符合学生的需求。教练可以鼓励学生将学习目标视为学生和老师之间展开对话的方式。

评估阶段的教练法技能

教练帮助学习者理解反馈和评估数据，以确定学习计划是否有效。这包括一起回顾学生的表现，并将其与课程或教学大纲要求的结果进行比较。学习者与教练之间的信任关系对于此过程的成功至关重要，因为学习者必须知道讨论其遇到的挑战是安全的，并相信教练始终会以学习者的最佳利益为出发点进行所有对话。这种安全感很大程度上来自于将教练和评分分离。

在合作初期，教练可以要求学习者思考哪些方面的反馈和评估看起来是准确的，或者可能“大部分”是准确的。这承认了表现证据的不完美之处，并可以作为探讨一致性要素的起点。理想情况下，学习者既能找出关键的、具有挑战性的反馈，也能找到积极的反馈。如果学习者不愿意参与到教练法关系中或缺乏个人信心，教练可以选择在开始时将重点先放在积极的反馈上，而将更具批评性的反馈留到以后。然而，为了学习者的成长，教练和学习者必须共同在某个时候处理关键反馈。

教练可以帮助学习者从他们收到的反馈中发现规律，并批判性地思考如何才能最好地根据这些反馈改变实际行为。即使反馈质量很差（不具体或不清晰，或者措辞 / 表达不当），熟练的教练也可以帮助学习者反思所写的内容，并思考如何利用反馈来改进。此外，如果学习者觉得他们收到的反馈不够充分或质量不高，教练还可以帮助学习者找出用特定技能寻求额外反馈的方法。

调整阶段的教练法技能

在调整阶段，教练的关键作用是促进学习者对前几个阶段进行反思，并帮助他们确定今后的前进方向。关于调整阶段的对话，可以深入探讨学生所学知识的细微差别，以及他们今后在略有不同的情境下该如何应对。向学生提出“如果……会怎样”的问题，可以帮助学生思考如何更好地将改变纳入他们未来的实践中。有些理想的调整可能涉及个人以外的互动，在这种情况下，教练可以帮助学生确定实施更广泛改变所需的领导力技能。

与赋能优秀自适应学习者模型的“电池”有关的教练法技能

好奇心

教练可以通过让学员在了解某个主题后提出仍然存在的问题，来培养学员的好奇心。此外，教练还可以通过向学习者提出问题，如“你为什么会这样想？”或者“还有其他思考这个问题的方式吗？”来培养学员的好奇心。教练还需要注意的是，好奇心意味着一定程度的脆弱性，即承认学习者知道什么和不知道什么。这对某些学习者来说可能具有挑战性。重申好奇心是有益的，有助于更深层次和更有价值的学习。

动机

我们的教育体系对学习者施加了许多外在的驱动力，这些驱动力会阻碍学员参与自适应学习过程。教练可以帮助学习者意识到，过分关注外在动机可能不利于长期学习，例如，在针对美国医学考试委员会第一阶段或第二阶段考试（USMLE Step1 or 2）时，有些学习者会过于依赖死记硬背，来作为提高单选题考试成绩的策略。在承认外部驱动力的同时，教练可以要求学员反思，与未来照护患者所需的内在学习动力相比，这种策略是否更具有意义、更可持续和更有满足感。教练还可以借助与患者相关的一些问题来提升学习效果：“你能记住多少与患者有关的材料？”“在医疗领域内外的工作中，你依赖死记硬背的次数有多少？”额外的教练法技能：教练如何帮助学员了解好奇心和驱动力之间的联系？

思维模式

我们教育体系造成的成绩压力会助长固定型思维模式，教练则可以帮助学习者重新找回成长型心态。对于一个对自己能力感到沮丧的学习者，教练可以要求学习者回忆一下他们过去同时作为学习者和教师时的情况。学员能否回忆起过去曾经难以掌握一个困难的概念但最终克服的经历？当时的感觉如何？学员在回忆自己担任教师时，是否能举例说明自己是如何利用多种视角或方法来帮助学生理解一个具有挑战性的主题的？向他人传授一个困难的概念，这就是成长型思维模式的体现。

韧性

在专业培训层面，许多学习者可能已经将他们的学术成就融入了自我认知。教练可以通过反思医学领域以外的例子来帮助经历挫折的学员认识到韧性的价值。教练可以询问学员过去在不同领域取得的成功——如体育、音乐或以前的工作经历，这些都需要韧性。让学员在自己身上找到韧性，并评估与当前情况的相似之处，使他们能够更好地设想成功并为之规划。

胜任力导向医学教育

胜任力导向医学教育（competency-based medical education，CBME）提供了明确的期望和表现证据，教练可以利用这些在 MAL 过程的每个阶段为学习者提供支持。CBME 是以结果为导向的，它概述了成功的临床实践所需的知识、技能和态度，以满足患者和社区的需求。这些期望的学习成果反过来又指导了支持胜任力发展所需的学习体验类型，以及为确保获得这些胜任力所必需的评估类型（图 2.2）。CBME[22] 的核心组成部分（图 2.3）与教练在帮助学习者参与 MAL 模型中所扮演的角色契合得很好。

在 CBME 中，会明确界定教育项目的预期结果。胜任力里程碑和置信职业行为（entrustable professional activities，EPAs）是目前用于描述医学培训预期成果的方法，提供了从新手到专家的基于标准的丰富的行为描述。考虑到医疗专业能力要求的广度以及每位学生的不同预先经历和相对优势，培养任何一种胜任力所需的时间和精力都会因学生而异。因此，要按要求落实 CBME，就必须采取个性化的路径，使每位学习者都能取得最佳成绩。教练对支持这种个性化和实现“精准教育”至关重要。教练应鼓励学习者根据他们所接受的评估体系明确目标。将个人目标与现有的预期表现描述相结合，将有助于促进 MAL 的评估和调整阶段。

在 CBME 中，时间成为学习的资源，而不是衡量学习结果的指标。在医学培训的每个层面上，时间都是宝贵且有限的资源。在对时间和注意力有多种需求的情况下，任何水平的学习者都可能被学习需求压得喘不过气。教练在帮助学习者集中精力方面发挥着重要作用。院校医学教育 / 本科医学教育（undergraduate medical education，UME）和毕业后医学教育（graduate medical education，GME）中的既定课程是一个起点，提供了旨在支持整个连续性成长的发展

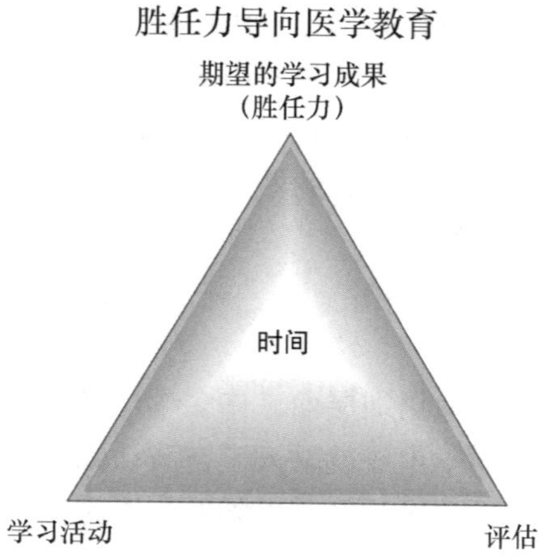

图 2.2 胜任力导向医学教育

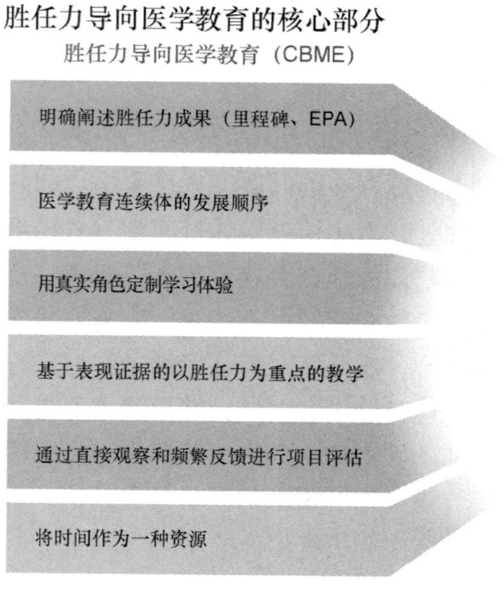

图 2.3 胜任力导向医学教育的核心部分

EPA，置信职业行为。美国医学会版权所有

路径。许多个人胜任力的发展需求可以在这些现有学习机会的情境中得到满足，因为大多数体验都融合了胜任力的运用。例如，旨在培养基础知识的基于团队的课堂体验也提供了发展沟通和团队合作技能的机会。教练可以帮助学习者认识到常规课程或轮转中蕴含的各种学习机会，从而确定实现其个人目标的路径。在某些情况下，教练可能需要鼓励学习者争取在真实角色中获得量身定制的体验，以帮助他们实现特定的胜任力目标。

成功的 CBME 项目会利用程序性评价，即在整个项目中系统地规划评估方法的使用，以达到预期的学习结果[23]。理想情况下，该项目会提供频繁的形成性反馈，并使用多种对于表现的客观衡量标准，包括对模拟真实职业实际工作任务的直接观察[24]。教练可以利用从项目评估中获得的丰富表现证据，协助学习者进行信息丰富的自我评估。教练的重要职责是帮助学习者解释反馈意见并识别需要关注的表现趋势。教练应指引学习者根据表现证据寻求适当的以胜任力为重点的指导。

因为 CBME 的预期是基于标准，而不是基于常模的，所以表现目标是相对于最终的表现水平来制订的，这个水平对于初学者来说可能是难以企及的。CBME 框架确实明确了达到胜任力的典型发展路径。检验胜任力的里程碑和置信职业行为的描述，展示了一个有价值的成长视角，这与学习者通常关注其当下表现有很大不同。教练可以提示学习者确定实现最终表现水平的可行步骤，并跟踪个人发展。教练可以参考这些发展轨迹，帮助学习者认识到新的学习内容如何直接应用于实践，并鼓励学习者对未来胜任力的渴望。初学者可能会对新学习的内容进行常规运用，但教练可以帮助高级学习者认识到新应用的必要性，甚至可能需要定义新的胜任力，以满足不断发展的实践需求。

在 MAL 的每个步骤中，教练都可以利用 CBME 框架指导学习者——参考明确阐述的胜任力期望来指导计划阶段，并将学习阶段的重点放在提高学习效率上；利用丰富的表现证据来指导评估阶段；并强调发展框架来驱动调整阶段的决策。教练可以培养每个学习者的自我调节和自主学习技能，这将是支持职业生涯中胜任力持续发展所必需的。

在机构层面，教练法项目需要投入大量的资源，除了每位学习者的个人愿景外，对教练法项目的投入还必须与核心教育项目的预期成果保持一致。教练应了解预期的胜任力成果，来提高以学习者群体胜任力培养模式能达到的预期教育回报的可能性。理想情况下，教练法项目包括定期为教练提供机会，让他们聚在一起，分享他们的学习者面临的共同挑战。这样，教练团队能够认识项目的差距——整个学习者队伍在实现预期成果方面存在困难的领域——并提醒项目领导者根据需要调整学习的机会。这些教练团队还可以确定整个学生队伍中评估数据有限或信息缺乏的领域，并倡导修订评分标准或评估情境，以提高评估体系的质量。

学习环境

学习环境（learning environment，LE）往往是隐形的，但对学习的影响无处不在。我们可以将其定义为“围绕并塑造学习者体验、感知和学习的社交互动、组织文化和结构，以及物理或虚拟空间”[25]。由于 LE 是由学习目标和学习内容所决定的，因此它随着学习目标和学习者的不同而变化。它可以支持学习，也可以是学习的障碍，两者通常同时存在。

在分析学习环境（LE）的影响时，我们发现将其视为多个维度和 3 个层面的概念框架是有帮助的。这 3 个层面分别是物理层面、虚拟层面和社会层面。物理层面涵盖建筑物、房间、热量、光线、干扰噪声和舒缓情绪的艺术品。虚拟层面围绕着技术在教育中的作用，因为它在模拟中心提供了一种虚拟环境，包括在线学习活动、空间分隔但交互式的会议、结构化的学习管理系统、评估仪表盘和学习者数字档案袋。电子病历作为临床工作环境中的重要组成部分，也成为临床学习环境的重要组成部分。学习环境（LE）的社会层面由 3 个层次的组织结构组成：个体及其性格特征、经历、能力和优先事项。这些因素使得每个人对学习环境的体验都不尽相同；群体及人际互动或多或少地对学习发挥着作用；组织及其政策、优先事项和激励措施等即使是为了其他目的而制订的，也会影响教育。

这一概念框架有助于我们思考学习环境（LE）如何支持或阻碍前面提到的诸多观点。例如，如果一个学校的评估项目被确定为识别差距和评估学习成果的有用反馈来源，教练必须注意学习环境（LE）对评估的影响。如果围绕评分的学习环境，即学生之间为了争夺荣誉称号而激烈竞争，可能会将学生的注意力从利用评估进行形成性反馈转移到提升自己在班级中的排名上。要改善这种竞争激烈的评估环境以鼓励成长型思维模式，可以通过改为“通过 / 不通过”的评分制度来实现。

另一个影响学习环境（LE）的因素可能是存在旨在帮助学习者应对医学院学习压力，从而避免倦怠的学生支持服务。没有这些机构资源的环境，可能更容易出现不良结果和干扰学习的破坏性经历。

与学习者之间有效的教练法关系必须建立在信任的基础上。这种信任在一定程度上是两个个体之间的关系，其强弱取决于两个人之间的“化学反应”。因此，对于个人被教练的任务来说，LE 在非常小的范围内发挥作用。然而，对更广泛的 LE 的信任源于机构在过程和预期方面的透明度，以及教育项目本身的改进导向。教育工作者必须接受学生的反馈，就像学生被要求回应教师的反馈一样。在最高的层面上，LE 可根据更大的动态因素（例如学校或项目领导者的稳定性、机构的财务安全性或对需要帮助的学习者的积极支持等）而有计划地减少或加强。

学习环境有助于学生对 MAL 的认可，在 LE 中教师展示了 MAL 模型中所体现的自我审视和自主学习。了解 MAL 模型的教练应努力展示它如何在现实世界中发挥作用，以及他们自己的持续学习如何成为他们职业身份的重要组成部分。相反，那些缺乏自我意识或其教育理念强调正确答案而非好问题的教师，往往难以为优秀自适应学习者的发展提供一个好的环境。LE 可以通过项目和沟通策略来模拟好奇心和韧性，这些策略突出了专业知识的多样性，并承认努力和成功一样重要。教练可以鼓励学生在整个环境中找出与个人兴趣相符的联系。

结论

教练法、MAL 模型和 CBME 相互交织，并在很大程度上依赖积极的 LE 来取得成功（图 2.4）。这种关系突显了 LE 所传达的潜在信息。教练与指导一样，通常是出于热爱，而非为了致富。机构应优先考虑奖励评估员和教练，因为他们致力于促进学习者获得预期的胜任力，并对他们为优秀自适应学习者所付出的时间进行补偿，这是一项重要的环境声明。招聘和留用教练需要培训和持续的支持，这些支持同样来自于组织营造的环境，包括以资金、员工时间和其他资源的形式。教练可以帮助学生认识到，支持性的教练法项目的存在本身就是一个积极的学习环境的标志，旨在促进他们的个人成功。

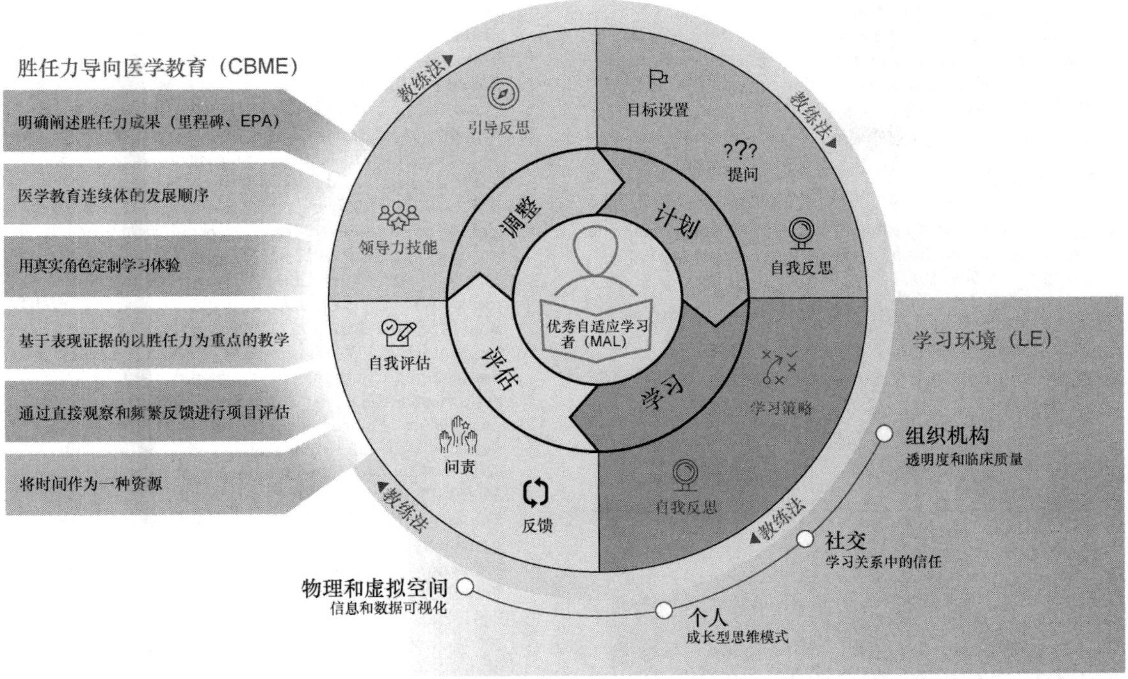

图 2.4　教练法、优秀自适应学习者模式和胜任力导向医学教育相互交织，都非常依赖于积极的学习环境以取得成功

EPA，置信职业行为。美国医学会版权所有

核心要点

1. 优秀自适应学习者模型为学习者和教练提供了一个共同的思维模型，通过教练的过程促进有意义的成长和学习。
2. 优秀自适应学习者模型 / 胜任力导向医学教育 / 教练法的交汇融合使精准教育成为可能。
3. 学习环境和机构文化对于优秀自适应学习者模型、胜任力导向医学教育、教练法的贯彻落实的支持至关重要。

进一步思考的问题

1. 相对于学习者个人在信息丰富的自我评估方面的技能以及对优秀自适应学习过程的接受能力，教练的角色需要如何改变？
2. 在正式培训期间，教练如何作为胜任力发展的支架，在整个职业生涯中培养自我导向的习惯？

注释参考文献

Cutrer WB, Miller B, Pusic MV, et al. Fostering the development of master adaptive learners: a conceptual model to guide skill acquisition in medical education. *Acad Med.* 2017;92(1):70–75.

这篇文章首次对优秀自适应学习者进行了介绍。

Cutrer WB, Atkinson HG, Friedman E, et al. Exploring the characteristics and context that allow master adaptive learners to thrive. *Med Teach.* 2018;40(8):791–796.

这篇文章拓展了优秀自适应学习者模型的背景，以及不同要素如何影响学习。

Van Melle E, Frank JR, Holmboe ES, et al; International Competency-Based Medical Education Collaborators. A core components framework for evaluating implementation of competency-based medical education programs. *Acad Med.* 2019;94(7):1002–1009.

这篇文章明确阐述了胜任力导向医学教育项目实施的基本要点。

Gruppen LD, Irby DM, Durning SJ, Maggio LA. Conceptualizing learning environments in the health professions. *Acad Med.* 2019;94(7):969–974.

这篇文章提出了一个用于分析学习环境的概念模型，以及学习环境如何与教育框架和活动（如优秀自适应学习）相互作用。

参考文献

1. Cutrer WB, Miller B, Pusic MV, et al. Fostering the development of master adaptive learners: a conceptual model to guide skill acquisition in medical education. *Acad Med.* 2017;92(1):70–75.
2. Kotter JP. Leading change: Why transformation efforts fail? *Harvard Business Rev.* 1995:59–67 March/April.
3. Cutrer WB, Atkinson HG, Friedman E, et al. Exploring the characteristics and context that allow master adaptive learners to thrive. *Med Teach.* 2018;40(8):791–796.
4. Papp KK, Huang GC, Lauzon Clabo LM, et al. Milestones of critical thinking: a developmental model for medicine and nursing. *Acad Med.* 2014;89(5):715–720.
5. Sandars J. The use of reflection in medical education, AMEE Guide No. 44. *Med Teach.* 2009;31:685–695.
6. Epstein RM, Siegel DJ, Silberman J. Self-monitoring in clinical practice: a challenge for medical educators. *J Cont Educ Health Prof.* 2008;28(1):5–13.
7. Clark RC. Metacognition, self-regulation, and adaptive expertise *Building Expertise: Cognitive Methods for Training and Performance Improvement.* San Francisco, California: Wiley, Pfeiffer; 2008:313–321.
8. Deakin Crick R. Learning how to learn: The dynamic assessment of learning power. *Curric J.* 2007;18(2):135–153.
9. ten Cate O, Kusurkar R, Williams GC. How self-determination theory can assist our understanding of the teaching and learning processes in medical education. AMEE guide No. 59. *Med Teach.* 2011;33(12):961–973.
10. Dweck CS. *Mindset: the new psychology of success.* New York (NY): Random House Incorporated; 2006.
11. Dunn LB, Iglewicz A, Moutier C. A conceptual model of medical student well-being: promoting resilience and preventing burnout. *Acad Psychiatry.* 2008;32:44–53.
12. Brown PC, Roediger III, HL, McDaniel MA. *Make It Stick.* Cambridge, MA: Harvard University Press; 2014.
13. Mylopoulos M, Regehr G. How student models of expertise and innovation impact the development of adaptive expertise in medicine. *Med Educ.* 2009;43:127–132.
14. Nothnagle M, Anandarajah G, Goldman RE, Reis S. Struggling to be self-directed: residents' paradoxical beliefs about learning. *Acad Med.* 2011;86(12):1539–1544.
15. Sargeant J, Armson H, Chesluk B, et al. The processes and dimensions of informed self-assessment: a conceptual model. *Acad Med.* 2010;85(7):1212–1220.
16. Sargeant J, Eva KW, Armson H, et al. Features of assessment learners use to make informed self-assessments of clinical performance. *Med Educ.* 2011;45(6):636–647.
17. Lockspeiser TM, Schmitter PA, Lane JL, et al. Assessing residents' written learning goals and goal writing skill: validity evidence for the learning goal scoring rubric. *Acad Med.* 2013;88(10):1558–1563.
18. Saddawi-Konefka D, Baker K, Guarino A, et al. Changing resident physician studying behaviors: A randomized, comparative effectiveness trial of goal setting versus use of WOOP. *J Grad Med Educ.* 2017;9(4):451.
19. Li ST, Paterniti DA, West DC. Successful self-directed lifelong learning in medicine: A conceptual model derived from qualitative analysis of a national survey of pediatric residents. *Acad Med.* 2010;85:1229–1236.
20. Li ST, Favreau MA, West DC. Pediatric resident and faculty attitudes toward self-assessment and self-directed learning: a cross-sectional study. *BMC Med Educ.* 2009;9:16.
21. Li ST, Tancredi DJ, Co JP, West DC. Factors associated with successful self-directed learning using individualized learning plans during pediatric residency. *Acad Pediatr.* 2010;10:124–130.
22. Van Melle E, Frank JR, Holmboe ES, Dagnone D, et al. International Competency-Based Medical Education Collaborators. A core components framework for evaluating implementation of competency-based medical education programs. *Acad Med.* 2019;94(7):1002–1009.
23. van der Vleuten CP, Schuwirth LWT, Driessen EW, et al. A model for programmatic assessment fit for purpose. *Med Teach.* 2012;34(3):205–214.
24. Carraccio C, Wolfsthal SD, Englander R, et al. Shifting paradigms: from Flexner to competencies. *Acad Med.* 2002;77(5):361–367.
25. Gruppen LD, Irby DM, Durning SJ, Maggio LA. Conceptualizing learning environments in the health professions. *Acad Med.* 2019;94(7):969–974.

第 3 章

教练法理论：医学教育中教练能力的科学基础

Margaret Moore

学习目标

1. 探索教练法的定义。
2. 阐述教练能力如何以科学为基础。
3. 介绍主要的教练法理论和工具。

提纲

本章提要

本章的目标是为医学教育中的教练能力奠定科学基础（第4章将对此进行介绍），并激发学习教练法的兴趣。首先，我们回顾了文献中教练法的定义，其次介绍了出现于2018年医学教育工作者教练法论坛中医学教育中的教练法定义。最后，我们介绍了支持教练能力的主要理论和工具。医学教育中教练法的这一理论基础为该领域下一阶段的发展奠定了基础，即让医学教育工作者充分了解基础教练能力的相关知识和证据基础，并对他们进行基础教练技能的培训和评估。这一基础为研究标准化教练方法对医学生及住院医师幸福感和职业发展的影响提供了支持。本章还呼吁根据研究教练法成果得出的结论，不断发展和完善其科学基础和教练能力。

引言

自2000年以来，在澳大利亚和英国教练心理学运动的引领下，教练法这一广泛领域的科学基础迅速发展。在过去的二十年里，直接涉及教练法的研究领域涵盖了人的动机、自我效能、行为改变、心理健康、积极心理学、情绪调节和目标设定等多个方面，并取得了蓬勃发展。与此同时，大量文献发表了教练法干预在领导力、工作场所以及健康与幸福感等多个领域的研究成果。

教练法的定义

教练法定义的由来

20世纪80年代，教练法开始成为一门独立于体育运动之外的学科。其中一位先驱者John Whitmore爵士于1992年借鉴了Timothy Galwey的“内在游戏”模型，撰写了关于教练法的开创性著作《高绩效教练》（*Coaching for Performance*）[1]。Whitmore爵士给教练法下了这样一个定义：“教练法就是释放一个人的潜力，最大限度地提高其自身表现。它是帮助他们学习而不是教导他们——一种促进的方式。”Whitmore爵士强调，教练（与教学或培训中的知识传授不同）旨在帮助人们培养自我意识和个人责任感[2]。Whitmore爵士关于演示和比较高尔夫教练法及指导法的视频[3]堪称传奇。

情景

Sue是一名一年级的医学生，她向Evariste教练寻求帮助，因为她对于考试的焦虑影响了她的睡眠和自理能力。她的教练要求她在第一次教练课程之前，完成基于科学的“行动中的价值观”性格优势评估，该评估可以在网站www.viacharacter.org上免费获取。他们的第一次教练课程通过视频会议进行了1小时。Evariste首先问：“Sue，你目前有什么进展顺利的事情吗？”这个问题帮助Sue联想到自己积极的一面，这让她感到很惊讶，因为她原本已经准备好向教练详细讲述她的焦虑状况，以寻求对问题解决的帮助。Sue思考片刻，提到她交了一个好朋友，是一位和她关系很亲密的同学，她们周末还会一起去健步走。她的教练回应说，他感受到了她在这份友谊和户外锻炼中所获得的快乐。

然后，Evariste让她暂停片刻，做几次深呼吸。稍后，他问道：“如果你想象一下最佳状态的自己，你会是谁？会是怎样的？”这对Sue来说是一个新问题，激发了她的自主性和内在动力。Sue回答说，她大部分时间会保持镇定和放松，享受学习和与同学相处的时光，而不总是忧心忡忡。Evariste继续帮助Sue扩展她的想象，并让她明确动机，即为什么保持镇定和放松对她是有价值且重要的。

为了将重点转移到帮助Sue提高自信上，Evariste问道：“你想要克服的一个重要挑战是什么？克服它会帮助你成为最好的自己吗？”Sue解释说，她感到来自家庭的巨大压力，家人们期望她能取得好成绩。她的母亲是一名成功的医生，对她寄予厚望。Sue害怕达不到期望，这使得她对各种测验和考试过度焦虑。Evariste感同身受地表示了他对这种压力处境的理解。然后，他询问她最突出的性格优势，以帮助她应对最近的挑战。“热爱学习”是她最喜欢的一项优势，于是他们一起头脑风暴，总结出了三种可能的新方法，将她对学习的热爱运用到克服焦虑上，包括尝试一种新的正念技巧，在时间不多的时候做一小段瑜伽，以及“切换频道”，将思维转向学习新事物，而不是取悦父母。为了将头脑风暴转化为行动，Evariste要求Sue确定她的行动计划，即在接下来的2周内尝试她的三种新习惯，并安排好具体的时间和地点。在课程结束时，他要求Sue总结并提取她在当天课程中学到的东西。Sue提到，想象自己最好的状态和创造性地应用热爱学习的力量让她感到惊讶。她感觉好多了，并对教练帮助她找到自己的道路、摆脱父母期望的指导方式，表达了感激之情。

思考问题

1. 教练法借鉴了哪些理论？
2. 教练如何支持学习者的自主性？
3. 这种对话与咨询或指导有何不同？
4. 这种对话与其他支持学习者的方法相比有何不同？

首位教练心理学家Anthony Grant于2001年在悉尼大学创立了教练心理学组，将教练心理学定义为“心理学的一个分支，致力于将心理学的行为科学原理系统地应用于个人、团体和组织的生活体验、工作表现和幸福感提升”。教练心理学专注于促进目标的实现，以及促进个人在生活和工作领域的成长与发展[4]。

2010年，Moore等将教练法与自我决定理论和积极心理学联系起来，将教练法定义为“一种促进成长的关系，它引发内在动力、利用优势、增强改变能力，并通过愿景、目标设定和明确责任来推动改变进程，从而实现可持续的良好改变”[5]。

如今，国际教练联合会（International Coaching Federation）已成为教练认证培训项目和授予生活、商业以及行政/领导力教练资格的全球领导者，该组织将教练定义为“与客户合作，通过启发思考和创造性的过程，激励他们最大限度地发挥个人和职业潜能”[6]。

2016年成立的国家健康与幸福感教练委员会（National Board for Health and Wellness Coaching，NBHWC）[7]是国家医学考试委员会（National Board of Medical Examiners）的一个非营利性附属机构，该机构制订了健康与幸福感教练法的定义，该定义支持美国医学会的现行医疗服务术语（current procedural terminology，CPT）中关于健康与幸福感教练服务的代码，以及教练作为非医疗保健专业人员的角色：“健康与幸福感教练在以客户为中心的过程中与个人和团体合作，促进并增强客户制订和实现与健康及幸福感相关的自主目标的能力。教练法支持客户调动内在优势和外部资源，并制订自我管理策略，实现可持续的、健康的生活方式和行为改变。”[8]

在过去二十年里，教练法的定义已被一些认证机构通过最佳实践的成功实施，总结为教练能力、教练培训和教育标准三个方面，这些机构包括国际教练联合会（International Coaching Federation）、欧洲指导与教练理事会（European Mentoring and Coaching Council）、教练协会（Association for Coaching）和NBHWC等。

教练法的定义：医学教育中的学术教练

基于2018年召开的医学教育工作者和

教练专家全国会议以及文献综述，本书的编写团队和其他专家提出了教练法、教练理论（本章）和教练能力（第4章）的定义。

适用于医学教育者的教练法定义是：“促进医学生和住院医师持续改变和成长，以充分发挥其作为优秀自适应学习者（master adaptive learner，MAL）的全部潜能的艺术和科学。改变和成长的关键领域包括最佳学习、幸福感、职业发展和表现，以及领导力。”

学术教练是一种促进自我意识、发现和自我决定的过程，与学术指导相对，学术教练侧重于根据教练的专业知识和经验提供指导和建议。教练与被教练者在一系列促进性的教练课程或会议中合作，完全按照优秀自适应学习者模型为被教练者提供支持，来实现以下目标：

1. 阐明他们的个人愿景（最理想的未来或理想自我）、价值观（什么是重要和有意义的）、优势（他们擅长的、可作为其基础资源的）和目标（改变过程中在技能、行为、心态和表现方面的预期成果）；

2. 拓展好奇心和自我意识，包括通过回顾客观评估和反馈来评估自己的优势、技能、表现和机会；

3. 确定改变和发展的机会以及应对策略；

4. 设计和制订目标和行动计划；

5. 对自己的承诺负责并实现目标；

6. 了解教练和自我教练的益处，并将其作为职业生涯中持续发展的资源。

也可以通过“激光”（精准）教练课程来提供学术教练，在此课程中，被教练者可以寻求切中要点的支持，聚焦到前述步骤的重点，以应对特定情况。

基于科学的教练能力

教练法借鉴了多种不同的知识体系，是多种理论、工具和学科的综合体。基于科学的教练能力整合了与改变或发展过程相关的循证理论和教练法工具，包括自我决定理论、积极心理学（幸福感和成功）、正念、情绪智力、行为改变、目标设定以及克服障碍。

随着教练法在其领域内的定义越来越明确和完善，有关教练法成果的研究陆续完成并发表，形成了该领域的证据基础。举例来说，关于高管教练最新的文献综述中，有15项随机对照研究和积极成果的类别[9]。针对医疗和身心健康教练，2018年的文献汇编和2020年的文献增编有108项随机对照研究和2项荟萃分析[10-11]，研究对象涉及各种临床人群，大多显示出与临床相关的成果（如改善肥胖、糖尿病、高血压、心脏病、慢性疼痛、癌症和健康）。

针对医师幸福感的教练法研究包括3项——1项定性研究[12]和2项随机对照研究（RCT）[13]。这2项随机对照研究显示，教练法有助于减少情绪耗竭和其他职业倦怠症状，生活质量、韧性（压弹）、工作投入、心理资本和工作满意度也有所提高。

教练法理论

一些核心理论被广泛应用于教练领域，它们提供了科学依据，并为学术教练能力的培养提供了工具箱。教练法的关键理论和许多工具都得到了大量的科学文献的支持，甚至有超过1000篇同行评议的研究。这些理论中许多都经过了验证评估，可以拓展被教练者的自我意识和洞察力，并激发成长的可能性。在本章中，我们对最广泛使用的理论和工具进行了简要概述，旨在帮助读者拓展和深入学习。

自我决定理论

教练法的核心是自我决定理论（self-determination theory，SDT），这是由爱德

华 · 德奇（Edward Deci）和理查德 · 瑞恩（Richard Ryan）历时 40 年建立起来的一套强有力的理论，目前已得到了众多系统综述和荟萃分析的支持[14]。SDT 专注于“培养高质量的动机和表现，以及促进心理繁荣和成长”[15]。SDT 为教练法这一促进式方法（增强能力而非传授知识）和教练法的目的（增强被教练者的能力，使其在动机、参与度、创造力、持久性、能力、表现和幸福感方面达到最高水平）提供了科学依据。

教练法本身就是一种幸福感的干预措施。教练法可以直接用于 SDT 所确定的 3 种主要心理需求（自主性、能力、相关性），这些需求是幸福感、行为自主调节和成长的前提条件。SDT 研究发现，当这 3 种需求得到很好的满足时，人类的优秀和美德就会得到充分体现。当这 3 种需求受挫时，心理成长、机能和幸福感就会减少，并产生不良后果。需求受挫的一个很好的例子就是在工作场所中由于自主性和能力支持不足所造成的职业倦怠。

自我决定理论和教练法的核心是自主支持，使被教练者反思和明确他们自己的教练计划，包括愿景、目标和预期成果。在自我决定理论和教练法的实践中，满足能力需求也是核心之一，即通过帮助被教练者识别他们认为有价值的潜在结果，并有能力有效应对的最优挑战，来促进他们在能力上的成长，从而实现参与度的提升。

总之，在教练过程中，被教练者对自主感（而不是受控制）的需求、对能力（自信和高效）的需求以及对支持性关系（通过了解被教练者的参考框架，在开放、信任、真实的关系中支持其自主性和信心）的需求，都在被教练者走向自我决定的旅程中得到直接满足。

自我决定理论还定义了一系列动机类型，特别是区分了外在动机（如奖励、金钱、地位、社会认可）与内在动机（如与个人价值观一致的行为、为他人服务、个人成长），前者已被证明不能持久地提升幸福感，而后者则能带来蓬勃发展和更多的人生价值。内在动机也是优秀自适应学习者模型中的四大动力之一，它赋予了整个学习过程以动力，将 SDT 与学习者及其学习历程联系起来。

值得注意的是，“应当”“应该”或“必须”这些词汇在无意中试图控制动机（无论是他人还是自我）的表达，它们不支持被教练者在自我对话或教练课程中的自主性。

激发和推动被教练者前进的是他们不受阻碍地获得内在动机。Ryan 和 Deci 总结道：“内在动机是人们自发地对内在和外在世界产生兴趣，试图参与、互动、掌握和理解，而不需要外部奖励的倾向。”[14]因此，教练的作用就是帮助被教练者挖掘和利用他们的内在动机，以提升他们的能力、表现和幸福感。被教练者的动机水平和自我效能感是预测目标启动和持续时间的关键因素。

无条件尊重

在教练法领域中，无条件尊重是指教练无条件地接受并重视被教练者，从而支持并满足被教练者的自主需求。Ryan 和 Deci 指出：“能够对被教练者的想法、认知和经历充满好奇并参与其中的教练，很可能会在这段关系中获得更多的信任、更大的力量和更多的满足感。”[15]无条件尊重也是心理安全的前提条件，当被教练者感到安全，就可以真诚地与教练分享他们的价值观、经历、观点和担忧，并自由地探讨诸如反馈、冲突或平等与包容等棘手话题。

为了提供无条件尊重，教练需要学会放下他们的控制天性——自我介入、偏见、判断以及关于教练方向和成果的计划。教练应给予被教练者充分的自主权，使他们能够在充分知情的情况下，对自己的方向和挑战做出反思性的选择。

好奇心

好奇心——求知欲和理解力——是学习、行为、创造力和成长的强大内在动力之一[16]。它是优秀自适应学习者模型的四大动力之一。对自我、他人和世界持开放式好奇心可以源自其内在动机，也可以由解决挑战的自主兴趣所激发[15]。

对于教练法而言，重要的是在被教练者的自主需求得到满足时，好奇心就会增加[17]。教练可以通过真诚而多样的开放式问题进一步激发被教练者的好奇心。提出这些问题要注意语气，即明确地传达出不带有任何目的、偏好、偏见、期望、判断或其他无意的控制行为。

动机访谈

动机访谈（motivational interviewing，MI）被广泛教授给临床医生，以帮助他们从专家顾问角色转变为促进者的角色，它可以被描述为“对话中的自我决定理论（SDT）”。MI是一种以对话技巧为中心的循证理论[18]，这些技巧能够激发被教练者的自主意识、好奇心、动机、能力和创造力，其中包括：

1. 开放式询问（提出开放、好奇、具有启发性的问题以激发意识和洞察力）

2. 积极倾听［全神贯注、饶有兴趣地倾听对方的话语、思想、情感、观点、参考框架（常识）和含义］

3. 反思（确认倾听并拓展被教练者的反思）

4. 肯定（肯定优点、美德、价值观和进步）

5. 总结（澄清复杂问题）

与SDT一样，MI的一个关键原则是激发改变的内在动机，而不是外在动机（例如来自教练、上司或家庭成员的驱动），后者可能会在他人的计划被强加时无意中触发对改变的抵制。MI包括一种称为“顺应抵抗”的技术，会在教练不经意间“侵犯”被教练者的自主性时产生。为了应对被教练者的抵抗，教练可以采纳被教练者的参考框架，并无条件尊重、接受和承认被教练者的观点是有效的。

另一个MI工具被称为“标尺”，即对教练提出的问题进行一个1～10的定性自我评估，从而产生自我意识；例如，对于下周的这些行动，你的动力或信心有多强？按1～10分评分（自我洞察）。为什么这个分数没有更低（发掘优势和信心）？理想分数是多少（理想自我）？怎样才能将分数提高1分（最佳挑战）？一般规则是，在行动之前，被教练者在动机和信心上的评分都应达到7分或以上。

总之，MI技术的促进性能够引出被教练者的反思、想法和洞察力，而不是用将其封闭的评判、指导和建议来培养被教练者的自主性和能力。这样，被教练者可以反思并明确自己改变的重点和内在原因，并致力于他们所期望的改变。

意向改变理论

意向改变理论（intentional change theory，ICT）是由理查德·博亚齐斯（Richard Boyatzis）等开发的领导力教练模型，是自我决定理论（SDT）的直接应用[19]。ICT包含5个自我改变步骤：

1. 发现理想自我的愿景

2. 了解现在真实自我与未来理想自我的差距

3. 制订学习计划，向理想自我迈进

4. 尝试和实践新习惯

5. 获得教练以及其他社会和环境资源的支持

与步骤2一致，优秀自适应学习者（MAL）

模型在计划阶段也包括“差距”识别。

在《领导力季刊》的一篇文章中，作者确定了应用 SDT 的 ICT 原则，并总结道：“领导力教练协助探索未来理想自我、现在真实自我、学习计划和实验，满足领导者对自主性、关联性和能力的需求”[20]。

这种与 ICT 类似的教练过程——在充分探索被教练者的愿景、价值观、优势、挑战、创造力和行动步骤方面也与 SDT 完全一致——是基于科学的健康和幸福感教练法的基础[21]。

教练法中的建议与反馈

在教练过程中，提供反馈和建议是次要的，更重要的是教练支持被教练者围绕其自主性、价值观、动机、期望成果和目标、优势以及他们想要克服的挑战进行自我发现的过程。在某些情况下，教练向被教练者提供信息、建议或反馈是有价值的。例如，与行为改变、蓬勃发展和成长有关的一些科学知识可能是有价值的，而被教练者可能并不了解这些知识。对一个主题（例如教练工具的理论依据、自主动机、积极情绪或成长型思维模式）的及时简要的描述，可以成为有价值的信息，供被教练者参考。教练对被教练者经历的真实观察对被教练者的学习很重要。被教练者可能会从他人那里获得对其职业发展非常重要的反馈，这些反馈可以在教练课程中进行安全而有效的探讨。

教练分享信息、建议或反馈的目的是让被教练者获得充分的信息，以支持自我意识和能力的发展，并扩大可能性的范围。教练在提供信息时必须征求被教练者的同意——“你是否对……感兴趣？”——保留被教练者做出选择的自主权。然后，教练可以将这些信息作为供被教练者考虑的信息，而不是要求、判断或批评，并以开放且感同身受的方式传达给他们[15]。

积极心理学

积极心理学创立于 1998 年，其部分目的是提供一个科学的方法，以应对所有心理健康方面的问题，正如《精神障碍诊断与统计手册（第 5 版）》中所述。该领域是作为“对个体和社区蓬勃发展的力量的科学研究”而出现的。这个领域基于这样一种信念：人们希望过上有意义且充实的生活，培养内心最美好的东西，并增强他们在爱、工作和娱乐方面的体验[22]。积极心理学自诞生以来就对教练法产生了深远的影响，包括推动了一个名为积极心理学教练的教练专业。

性格优势

积极心理学早期的开创性著作《性格优势与美德：手册与分类》（*Character Strengths and Virtues*：*A Handbook and Classification*）介绍了通过为期 5 年的学术努力探索的 24 种“性格优势与美德”，这项研究调查了这些优势的科学、哲学和宗教起源[23]。这本书是教练法的重要参考书之一，也是优秀自适应学习者模型（第 2 章）的基础，该模型具体包括好奇心、韧性和自我调节，广义上则包括创造力、开放性思维、热爱学习、判断力和谦逊。

关于性格优势的科学研究已在全球范围内得到了广泛的扩展和传播。循证的“行为价值观—性格优势评估”（www.viacharacter.org）为那些初次进行自我评估、希望了解自己最重要的价值观并将其应用于改变自己的被教练者提供了一个起点（图 3.1）。它还支持教练对话，讨论如何以新的方式使用一个或多个性格优势来应对挑战或提高表现和幸福感。

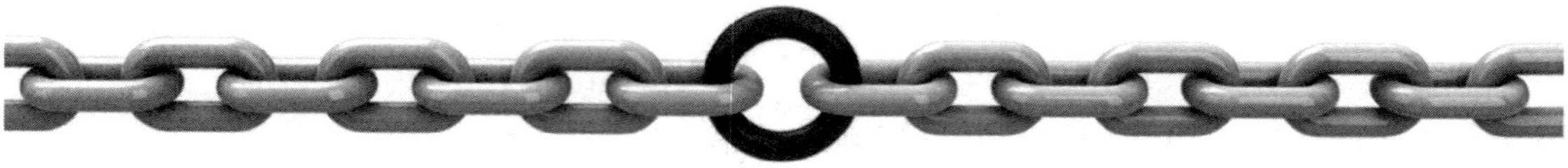

智慧和知识:	创造力、好奇心、开放性思维、热爱学习、判断力
勇气:	诚实、勇敢、毅力、热情
人性:	善良、爱心、社会智慧
正义:	公平、领导力、团队精神
节制:	宽恕、谦逊、谨慎、自律
超越:	欣赏美、感恩、希望、幽默、灵性

性格
行为价值观
www.viacharacter.org

图 3.1 性格优势与美德的分类
行为价值观—性格研究所，2004—2021 版权所有，www.viacharacter.org

积极情绪

芭芭拉·弗雷德里克森（Barbara Fredrickson）是北卡罗来纳大学积极情绪和心理生理学实验室的创始人，她对积极情绪进行了长达 30 年的研究，证明了培养积极情绪并将其作为日常活动在社交活动中与他人分享，会对心理、认知和生理产生积极影响[24]。应用弗雷德里克森的“拓展与建构理论”，当教练邀请被教练者识别和放大积极的经历及情绪时，被教练者的思想会变得更加开放和更具创造性，也更愿意冒险。随着时间的推移，积极情绪的持续培养会积聚各种资源，包括身体健康、韧性和更好的人际关系，这进一步支持了将教练法作为幸福感干预措施的作用。

因此，积极情绪是引导自我改变和提高幸福感的重要资源。教练对话可以结合积极性评估（如 positivityratio.com）有意识地引发和收集积极情绪——例如，询问哪些事情进展顺利，发生的最美好事情是什么，你正在学什么，什么能激励你。

心理资本

21 世纪初，心理资本一词开始出现，用以描述支持韧性、积极改变、幸福感以及积极组织文化的循证资源。缩写词 HERO——希望（hope）、效能感（efficacy）、韧性（resilience）和乐观（optimism）——代表了心理资本，描述了迄今为止已具有科学基础的这些资源[25]。研究人员探讨了在学术环境中培养心理资本的益处[26]。心理资本（被称为 PsyCap）是减少学生压力和提高幸福感的调节器，除此之外还有两个调节器——自我同情和社会支持。

欣赏式探询

欣赏式探询（appreciative inquiry，AI）是心理学家大卫·库珀里德（David Cooperrider）在克利夫兰诊所进行博士研究“欣赏”文化时开发的一种基于优势的方法。AI 过程包括五个步骤[27]，并已被引入医学教育界[28]，在教练法领域也得到广泛应用。教练引导被教练者进行有意识的“欣赏好的方面”的探询，以扩大支持积极改变的资源。第一步是解读过去在某一兴趣领域（如学术学习或临床同理心）的积极经历，接着确定参与其中的优势和促成最佳经历的条件。然后，被教练者确定一个处于最佳状态的愿景或梦想，随后制订一个行动计划，应用这些优势和条件来实现这一愿景。

从本质上，AI 帮助被教练者了解什么能让他们达到最佳状态，并学习如何使他们的最佳体验更频繁且持久。正如库珀里德所说：“欣赏你所欣赏的。”[29] 值得注意的是，AI 过程中没有应对挑战的步骤，AI 侧重于在现有优势和最佳体验的基础上——这与其他工具形成了鲜明的对比，其他工具所制订的愿景是超越迄今为止的生活体验的，或者明确将障碍定位为成长机会。

成长型思维模式

卡罗尔·德韦克（Carol Dweck）关于成长型思维模式的研究与积极心理学不谋而合，因为它促进了人类的繁荣和成就。当人们表现出成长型思维模式时，即相信通过努力工作、良好的策略和他人的帮助，他们有潜力变得更好，他们会设定更具挑战性的生活目标，并更长时间地追求这些目标。当人们持有固定型思维模式，认为他们无法改变自己的才能和优势时，他们就会认为自己提升的潜力有限，设定的目标也不那么具有挑战性[30]。

人们在生活中通常会经历固定型和成长型思维模式的混合，而教练则帮助被教练者不断培养成长型思维模式，将挑战、障碍和阻挠改变视为学习、成长和实现更大成就的机会。这并非新观点，希腊斯多葛学派（Greek Stoics）就曾建议：“障碍即道路。”当被教练者持有成长型思维模式并得到教练对自主性和能力的支持时，迎难而上是其成长的一条富有成效的途径。

正念

鉴于正念的核心功能是扩展自我意识，而且它整合了元认知、观察和探索自身的思考与感受——这既是教练法的一个重要领域，也是成为优秀自适应学习者的关键（第 2 章）。乔恩·卡巴特-金（Jon Kabat-Zinn）将正念定义为：“正念是通过有意识地、不带评判地关注当下，为了实现自我理解和获得智慧而产生的意识。”[31]

德奇（Deci）和瑞恩（Ryan）从自我决定理论方面总结了正念：“正念在明确目标和支持自主调节方面的能力已被大量研究证实。正念程度较高的人能更好地了解他们的情绪状态，表现出更多的活力和自主动机，并且在隐性与显性情绪之间表现出更强的一致性。正念意识较强的人对威胁的防御反应较少，这表明正念意识较强可以被视为心理健康和幸福感的重要基础。”[15]

与优秀自适应学习者模型密切相关的是，教练法相关课程可以合理地被描述为正念在行动中的表现，帮助被教练者观察自己和世界，扩展他们的意识和自我理解（注意到他们的内在动力和价值观），并获取元意识和洞察力或智慧（退后一步或从他们的内在动力中抽离出来，以更客观地见证自己和他人）。

文献中介绍的各种正念干预和应用中，2019 年的一篇系统综述是关于基于正念的干预对医生幸福感和工作表现的影响[32]，其中大部分显示了对工作表现和幸福感的积极影响（增强了对自我和他人的理解）。

五因素正念评估可以很容易转化为教练法的问题[33]：

1. 觉察（非自动导航模式，也非压抑或最小化）

你注意到自己目前的状态——你的思想、情绪、行为、身体感觉如何？

2. 观察（不解释，不夸大）

你观察（不评价）到的自己的感受或思考有什么？

3. 描述（标注细节）

你会用什么词来描述你正在经历的情绪（或想法）？

4. 不评判（接受）

接受（不评判）你意识中的内容——你的思想、情绪、感觉和行为，感受如何？

5. 无反应（不被控制）

在这一刻不对你头脑中的内容做出反应，仅仅观察，这会是什么样？

一个特别适用于教练法的正念框架被称为S-ART，即代表自我意识（self-awareness）、自我调节（self-regulation）和自我超越（self-transcendence）[34]。它很好地映射了改变过程，从自我意识开始，接着是自我调节，最后达到自我超越，届时一个人已经超越了旧的情感、思想和行为模式。

自我洞察是指一个人对自己的思想、情感和行为的清晰理解，是有目的、有方向的改变和意义构建过程中的一个元认知因素。自我洞察被描述为一个人的"理想自我"，这在教练过程中尤其有价值[35]。

当教练引发正念（有意识的、开放的、好奇的、观察的、接纳的、有同情心）时，被教练者会变得更加正念——更有意识、开放、接纳自己的价值观、机会和挑战，并且更有能力暂停、自我调节和做出新的选择，这在改变过程中也很重要。

情绪智力

情绪建构理论

许多科学家致力于帮助我们更好地理解和应对情绪状态。情绪建构的新理论告诉我们，大脑会根据过去的经验自动构建情绪[36]，以传达大脑对每时每刻的需求与资源平衡的评估和预测。情绪的产生不是对内部或外部环境的直接反应，也不是客观现实的反映。情绪是大脑发出的信号，用于采取行动，满足内部需求或寻求学习。因此，通过正念的自我洞察来理解、引导和从情绪状态中学习，对被教练者具有很大的价值。

情绪智力

情绪智力（emotional intelligence，EI）的概念于20世纪90年代中期出现，指的是理解和调节自己的情绪、理解他人的情绪、以有效方式对这些情绪做出反应、运用这些技能做出正确判断以避免或解决问题的能力。在教练法领域，许多情商评估工具被广泛采用，其中包括情商量表（emotional quotient inventory，EQI），这种工具已经在毕业后医学教育中得到广泛应用[37]。教练的一项核心能力就是运用正念探究法，帮助被教练者在人际关系和团队中驾驭自己和他人的情绪。

自我同情

除了五大正念因素之外，新兴的自我同情领域在教练法中也扮演着重要的角色，并广泛应用于正念实践中。其创始人克里斯汀·内夫（Kristin Neff）指出："在我们遭受痛苦、失败或感到不足时，自我同情要求我们对自己温柔、亲切、温暖和理解，而不是忽视我们的痛苦或用自我批评来鞭笞自己。"[38]教练不仅要帮助被教练者培养自我接纳的能力，还要帮助他们培养对自己的情绪状态和环境的自我同情，这有助于提升自我调节能力和维持内心平静，并增加对他人的同情心。

接纳与承诺教练法

接纳与承诺疗法[39]（acceptance and commitment therapy，ACT）被广泛应用于领导力和幸福感教练领域，也被称为情绪敏捷力[40]。ACT在正念（留意并退后一步以接纳态度观察自己）和自我同情（对自己友善和温柔）这两个概念的基础上进行了延伸，增加了两个步骤。其中一步是确定自己的核心价值观（现在什么对我最重要？我想成为什么样的人？）。情绪可以被视为核心价值观未得到满足的标志。另一步是承诺采取与自己的核心价值观一致的行动。所有这些步骤共同构建了心理灵活性——能够充分意识到、接纳自己的情绪体验，并以发自内心的核心价值观引导行动。心理灵活性与被情绪所迷惑和控制、僵化或喋喋不休形成鲜明对比，后者可能导致倦怠、抑郁以及其他临床症状的恶性循环。

非暴力沟通

非暴力沟通[41]是教练法中广泛采用的一种工具，它包括 4 个步骤，可有效处理情绪和从情绪中感悟。首先，被教练者分享一个令人不安的故事，其中既有事实内容，又有情感内容。其次，教练引导被教练者将事实与情绪分开，重新叙述故事，只包含事实，而不包含情绪。再次，被教练者找出和说出最初与事实相伴出现的情绪。最后，被教练者找出每种情绪所传达的未满足需求，并向自己或他人提出请求，以满足这些未满足的需求。

总的来说，提升情绪智力的一些教练法问题包括：

1. 理解并完全敞开你的情绪体验是什么感觉？

2. 你最好的自我同情体验是什么？是什么让你能够感受到自我同情？你现在如何激活那些助力因素？（这也是欣赏式探询中解读最佳体验生成条件的一个示例。）

3. 在这一刻，你持有哪些重要的价值观？如果你要采取与这些价值观一致的行动，会是什么样？

4. 是什么支持你对他人富有同情心？你何时最具同情心？你何时同情心最缺乏？

5. 你认为当前的情绪状态向你传达了什么信息？

改变的跨理论模型

当被教练者确定积极改变的计划时，教练就有机会帮助他们更好地理解和提升他们的改变准备程度。改变的跨理论模型（transtheoretical model of change，TTM）将改变行为的准备程度划分为 5 个重要的阶段，这对于教练帮助被教练者确定目标至关重要：

1. 预思考期——绝不！！！信心极低或藐视

2. 思考期——犹豫不决。也许……也许不……

3. 准备期——准备就绪，计划中，期待中

4. 行动期——积极参与新的行为和心态，同时仍易犯错误

5. 维持期——行为和思维方式变得更容易且大多自动形成

改变行为的准备程度能成功预测改变成功与否（准备程度越高，成功的可能性越大）。准备程度由决策平衡决定——改变的有利因素（动机）和不利因素或阻碍（降低信心）之间的平衡，这与自我决定理论（SDT）的核心需求——自主性和信心——相一致。

一项荟萃分析表明，改变过程的 2 个驱动因素在 48 种健康行为中是一致的，并且可以合理地推广到其他行为[42]。图 3.2 显示，动机水平和障碍因素（驱动信心的因素）的组合决定了任何特定行为的改变准备程度，并且这种准备程度是因具体行为而异的[43]。此外，基础研究还得出了行为改变的一条经验法则，即大多数人还没有做好改变大多数行为的准备：大约 40% 的人处于预思考期，40% 处于思考期，20% 处于准备

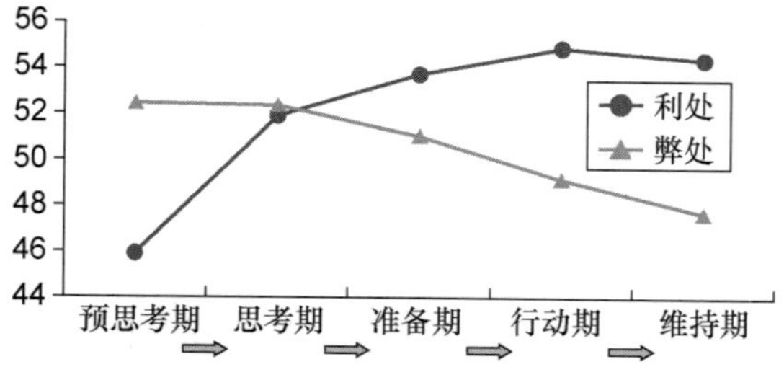

图 3.2 改变 48 种行为在不同改变阶段的利弊分析
预思考期（precontemplation，PC），思考期（contemplation，Cont），准备期（preparation，PR），行动期（action），维持期（maintenance，Maint）。摘自：Hall KL，Rossi JS. Meta-analytic examination of the strong and weak principles across 48 health behaviors. Prev Med，2008，46（3）：266-274.

期。TTM 给教练法带来的启示是，大多数被教练者受益于对他们的动机（改变的内在原因）和信心（识别并克服障碍）更广泛的探究和更深入的反思，以便在行为改变中取得成功。

在这方面，自我决定理论（SDT）和跨理论模型指出，教练应就动机和信心或能力之间的决定性平衡开展提高认识的对话。这可以是一个简单的分析，让被教练者首先列出所有改变的理由（动机），然后列出所有不改变的理由（降低信心的障碍）。另一种方法是在一个改变的理由和一个不改变的理由之间交替进行，这也是后面介绍的“愿望、结果、障碍、计划”（WOOP）工具的一种应用。这两种技术都可以迅速帮助被教练者增强动机并了解需要关注的障碍，从而为克服关键障碍并建立信心的策略指明方向。与此相对应，优秀自适应学习者模型有一个“调整阶段”，教授改变管理策略，以应对改变过程中的挑战。

目标设定

自我决定理论（SDT）认为，目标设定应基于最佳挑战的概念。目标既不宜过于容易（可能导致兴趣减退），也不宜太有压力或要求过高，以至于损害信心，这就是最佳挑战。最佳目标和计划，可以通过充满动力的坚持来实现的，最好由被教练者自己选择，以充分表达其自主性。自我监控目标进展也有助于被教练者变得更加自主和有能力[15]。

关于教练法中目标设定的科学综述展示了如何最佳地与被教练者一起应对行为改变的方法[44]：

SMART 目标

在行为改变的努力中，普遍推荐设定具体的（specific）、可衡量的（measurable）、可实现的（achievable）、相关的（relevant）且有时限的（time based）行为目标，即 SMART 目标。因为事实证明，这些目标（如我将在每周一、周三、周五的上午 8 点和晚上 8 点进行 5 分钟深呼吸）比宽泛的目标陈述（比如，我想更好地管理压力）更加具体和有效。

挑战性目标

与设定现实行为目标的方法相比，有研究表明，更具挑战性的目标在最初更具有激励和刺激作用，能够激发比适度难度的目标更大的努力、专注和持久性。然而，当挑战出现时，降低目标的挑战性可能对成功至关重要。

最佳挑战目标

对一些被教练者而言，雄心勃勃的目标可能更具激励性；但对另一些被教练者来说，这样的目标显得过于艰难，可能会打击他们的信心。最佳挑战目标的水平因人而异，因为他们在职业和生活领域中的动机和能力存在差异。

短期目标

与长期目标相比，短期目标通常能取得更好的成果。这是因为短期目标更能激发动力和自我调节能力，而且最理想的方式是将目标分解为更小的步骤。

进度跟踪

制订并写出短期目标，并随时跟踪进度，与他人（包括教练）交流进展情况，可显著提高行为改变的成功率。

刻意练习

结合清晰的行动计划（明确界定了什么、何时、何地、如何），大量的刻意练习有助于促进成功。除非被教练者缺乏足够的能力实现目标，而且成功是不太现实的，在这种情况下，支持被教练者将目标调整为更容易实现的目标会更好。

备用方案可能有用，也可能没用

制订备用方案可能会有所帮助，但一些研究表明，备用方案可能会削弱动力。

社会支持和情绪调节

有些研究表明，与对目标的思考相比，社会支持的可获得性和类型以及情绪调节对行为改变同等重要，甚至更为重要。

负面反馈会降低动力

他人的负面反馈可能会引发压力，增加皮质醇水平，从而降低改变的动力和准备程度。因此，在向被教练者提供反馈时，必须先征得他们的同意，并创造一个积极的环境，这至关重要，这将使被教练者有机会实现自主的愿景和成长的愿望，并以新的方式发挥他们的优势。

总之，对于教练而言，重要的是帮助被教练者明确其愿景和目标的最佳尺度和时间范围，并将这些目标转化为他们对行为和行动的选择。

WOOP 原则

加布里埃尔・奥廷根（Gabriele Oettingen）提出了四步 WOOP（愿望、结果、障碍、计划）行为改变工具，第一步是被教练者明确他们的愿景或愿望（wish）[45]，第二步是被教练者要确定期望的结果（outcome），第三步是明确主要障碍（obstacle），第四步是制订克服障碍的计划（plan），目标作为实施这些策略的途径应运而生。该工具确保在完成前三步之前不明确目标，目标的重点在于克服障碍和增强信心。WOOP 已被证明比单纯的目标设定对住院医师产生更好的结果[46]。

GROW 原则

由约翰・惠特莫爵士（Sir John Whitmore）推广的 GROW（目标、现状、选择、前进方式）工具，是一个四步探究法[1]。首先，被教练者确定他们想要达成的目标（goal，即目标环节），描述目前所处的状况（reality，即现状环节）。然后，被教练者探索通向目标的各种路径（options，即选择环节）。在最后一步，被教练者承诺实施行动计划，并准备好应对途中可能出现的障碍（the way forward，即前进方式环节）。

驾驭挑战

迄今为止介绍的所有理论和工具都为帮助被教练者促进对话提供了基本的科学基础：

1. 明确改变的方向——理想的愿望、梦想或最佳 / 未来自我的愿景，与他们的内在动机相一致，包括个人价值观和目标。

2. 明确需要应对的挑战，以及通过尝试和练习新习惯来应对挑战的行为目标或行动计划。

3. 培养支持变化过程所需的资源——包括促进自我意识和自我调节的正念，有效地利用情绪体验、成长型思维模式、心理资本（希望、乐观、韧性、效能感），以及放大积极情绪和优势。

最后但同样重要的一点是，有一些方

法旨在帮助被教练者在教练法课程中带着深刻的、好奇的关注，去应对成长机遇或挑战（成长局限），从而实现自我发现和拓展各种可能性。一旦掌握了基本的教练技能，教练的天赋就在于能利用简单或更高级的工具促进生成性对话，进而使被教练者在认知、学习、视角和能力方面出现明显的转变。这些都是教练的巅峰时刻，能提升教练的驾驭能力和幸福感。

创造性时刻

教练鼓励被教练者确定一次教练法课程的计划，即他们准备去探索一个成长的机会。这为“创造性时刻”开启了大门，这是一场充满活力和富有创造性的对话，被描述为“关系流”或“直觉之舞”，教练帮助被教练者自由探索新的想法和观点，直到他们在学习、洞察力、视角或态度上发生微小的变化，从而显著增强他们战胜挑战的信心[21]。在几周、几个月甚至更长的时间，微小变化的积累可以导致“量子转变”[47]，即身份的转变——例如，从“我不是那种为了在清晨腾出时间参加健康活动而早早上床睡觉的人”转变为“我迫不及待地想早睡，这样我就能在清晨快走之后平静而充满活力地开始新的一天”。

为了把握创造性时刻，教练会选择一些开放式的问题，比如“如果你克服了这个挑战，会有什么结果？”当提问没有任何成效时，教练也会迅速做出调整；他们会灵活地改用不同的工具。本章探讨的可能用到的工具包括欣赏式探询（AI）、决策平衡或心理对照、非暴力沟通以及以新颖方式运用性格优势。此外，简单的头脑风暴也能取得很好的效果，即被教练者和教练轮流提出想法，一开始越新奇越好。激发非线性思维的一种创造性方法是让教练要求被教练者在他们所面临的挑战与一个出人意料的随机对象（如桌子或老虎）之间迅速建立联系。然后被教练者分享由此产生的新想法。当被教练者的动力和信心得到提升时，生成性讨论在教练法课程中就达到了其目的。

希望心理学表明，当人们至少生成了3个新的想法或策略来应对挑战时，希望（和信心）就会增强，这会给予他们更多的希望，以便在最初的3个策略不成功时，他们仍有创造性的能力来想出更多的策略[48]。

认知行为教练法

认知行为教练法[49]从引导式发现开始，有时也被称为苏格拉底式提问[50]，这种方式能增加被教练者对自身思维、情绪和行为的运作方式以及它们如何阻碍改变进程的自我认知。被教练者开始了解他们的信念和观点是如何决定并扭曲他们的心态和反应的。教练帮助被教练者重新构建并考虑新的观点，然后尝试新的心态和行为。例如，对“我感觉自己像个冒牌货”这一想法的真实性进行检验，然后认识到它是无益的。被教练者决定将这一观点重新构建为“我感激这个强化学习阶段”，当“冒牌货”的想法出现时，被教练者就会想到这个新观点。最终，“感激”的视角成为主导性的反应。

变革免疫

变革免疫工具是认知行为教练法的一种高级形式。它以成人发展中的主体–客体理论为基础，简单来说，就是成年人通过其生活经历，将其思维方式从主体转为客体，从而发展成熟的机制。

当你的思维“受制于”某种假设、信念、视角或情绪状态时，它实际上就是被控制的，就好像你的思维是木偶，而操纵木偶的人就是潜意识中的主体。你并没有意识或察觉到这种隐性的控制。你把它当作现实。就像在正念部分讨论的S-ART模型中，某个时刻，你意识到这个假设或信念可能不起作用或并不真实，于是你开始通过调动元认知来观察它。在这一步，主体变成了客体；它现在是你关注的对象，是可以被看到的东西，即使它仍然控制着你。随着时间的推移和练习的进行（就像即将介绍的“变革免疫”模型），这个客体可以被整合，你的思维不再受原来的“主体”控制，你的意识也得到了拓展[51]。

罗伯特·凯根（Robert Kegan）和丽莎·莱希（Lisa Lahey）开发的“变革免疫”（immunity to change）工具由 4 个实用步骤组成，允许你将一个或多个控制你思维和行为的主体（阻碍你改进的愿望）转变为客体，然后你就能够超越并摆脱最初的假设和信念[52]。特别是当其他改变工具未能起效时，它就显得尤为重要，而且在优秀自适应学习者模型的“调整阶段”也能发挥作用。被教练者要遵循的 4 个步骤是：

1. 选择一个自己有强烈提升意愿、期望改进的领域（例如，提高倾听能力以改善人际关系），并且改进一直难以实现。

2. 确定一个或几个阻碍期望改进的对抗性或破坏性行为（例如，因自身问题而分心、思考如何做出最佳回应、情绪激动）。

3. 探索潜在的假设和担忧（如果我不做出破坏性行为，就会发生不好的事情），这些假设和担忧会引发做出对抗行为（例如，如果我不准备回应，我就没有任何有用的东西可说，我的问题比这次对话更紧迫）。正是这些假设驱动了那些产生变革免疫的行为。

4. 开展实验来测试破坏性行为背后的假设（例如，尝试在倾听时将个人问题放在一边，每次持续 2 分钟，检查是否会发生任何坏事）。随着时间的推移，一系列测试可以推翻这些隐性假设和变革免疫。

教练培养

从专家到教练的转变

本章的最后一部分将焦点转移到教练的培养上，这是一个在成熟度和影响力上持续成长的终身之旅。如图 3.3 所示，从教师、导师或顾问到促进型教练的角色转换是参考框架的 180° 转变。我们可以看到，促进型教练（支持被教练者对自主性、能力和相关性的需求）和指导型或处方型专家（从医学专家的角色出发，进行判断、治疗和救助）表达了 SDT 的 3 种核心心理需求。这种转变需要教练在元认知上大幅提升，以便注意到自己在任何特定时刻所扮演的角色，并调整到适合被教练者的最佳角色。虽然这对教练来说是一个持续的过程，但对于医生教练来说挑战更大，因为医学专家的角色深深植根于医生的身份之中。

角色榜样

除了让教练具备丰富的科学基础知识来支持其工作外，其自身作为榜样对被教练者

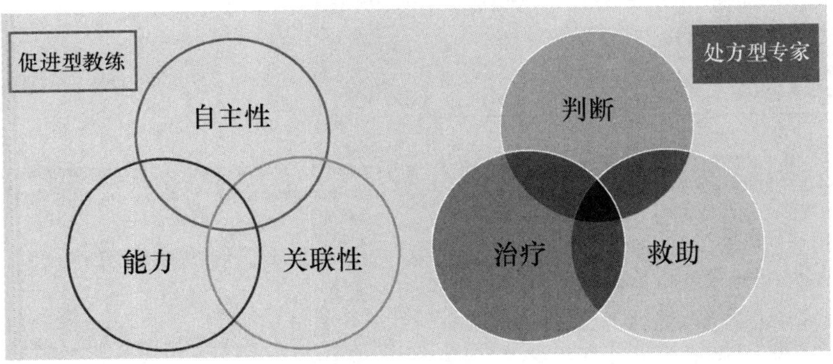

图 3.3 自我决定理论：人类基本需求

的激励也至关重要。特别是医生教练指导医学生或住院医师时，身为榜样的重要性更为突出。因此，全身心投入与自己的教练合作或自我教练，对教练发挥影响力至关重要。教练不仅追求不断培养自己的心智、自主性、能力、情绪智力、心理资本和优势，还要不断挖掘和突破自己的成长局限（growth edge，即教练们会经历紧张、疑虑、压力或过度疲劳）。当医生经历从学生到领导者多个职业阶段时，这段旅程能为他们提供许多意义和滋养。

结论

在本章中，我们介绍了许多科学理论，以支持医学教育中教练方法和教练能力的完整性。我们鼓励读者审视医学教育中教练法的定义是否准确和完整。读者在练习教练法技能的同时，进一步探讨重要理论，发现未涉及的新理论，并从文献以及本章的参考文献和资料来源中学习，这些都是非常有价值的。撰写一篇关于教练法的文章相较于成为一位称职、技艺精湛的教练来说要容易得多。我们不应低估技能学习、练习和评价或评估所需的努力，以及与自己的教练合作方面的重要性。投入学习教练法所付出的努力是值得的，赋予他人力量去改变、成长并取得超出其单打独斗所能达到的成就，这是非常可贵的。

核心要点

1. 教练法注重帮助被教练者拓展自我意识，发现内在的价值观和动机，以新的方式发挥个人优势，并提高自我效能感以及自我引导改变思维模式和心态的能力。
2. 在教练过程中，开发并灵活运用丰富的工具箱是非常有价值的，因为每一位被教练者和每一次课程都呈现出新的、难以预测的情况，这也是尝试新工具的机会。
3. 优秀的教练能够同时持有两种心态——对被教练者的情况充满同理心和接纳，没有评判和批评，同时给予启发，帮助被教练者展望更美好的未来，并摆脱限制他们成长和发挥潜力的因素。

进一步思考的问题

1. 你最感兴趣的支持教练法的理论是什么？
2. 教练如何帮助你实现职业发展，提升领导力和幸福感？
3. 你对教练法感到惊讶的是什么？
4. 你对在工作和生活中应用教练法有什么愿景或期望？

注释参考文献

Kegan R, Lahey LL. *Immunity to change: How to overcome it and unlock potential in yourself and your organization.* Harvard Business Press; 2009.

变革免疫模型帮助教练了解阻碍改变的隐藏力量，以及如何帮助其有效地发现并克服这些力量。

Moore M, Tschannen-Moran B, Jackson, E. *Coaching psychology manual.* 2nd ed. Wolters Kluwer Health/Lippincott, Williams & Wilkins; 2015.

本手册对本章探讨的许多教练法理论进行了更全面的总结。

Peterson C, Seligman ME. *Character strengths and virtues: A handbook and classification,* vol. 1. Oxford University Press; 2004.

本书是 24 种人类性格优势的历史和科学的重要信息来源。

Ryan R, Deci E. Chapter 20: Supporting Autonomy, Competence, and Relatedness: The Coaching Process from a Self-Determination Theory Perspective. In: English S, Sabatine JM,

Brownell P, eds. *Professional coaching: Principles and practice.* 1st ed. Springer Publishing Company; 2018.

本书的这一章概述了教练如何基于自我决定理论的原则开展工作，自我决定理论是支撑教练法的核心理论。

参考文献

1. Whitmore J. *Coaching for Performance: Growing Human Potential and Purpose: The Principles and Practice of Coaching and Leadership. Hachette, UK.* 2010.
2. Passmore J, Lai Yi-Ling. Coaching psychology: Exploring definitions and research contribution to practice. *Int Coaching Psychol Rev.* 2019;14(2):69–83.
3. Whitmore J. Sir John Whitmore demonstrating coaching vs instruction [Video]. *Vimeo.* https://vimeo.com/41343451. Published 2012. Accessed June 23, 2021.
4. Grant AM. Developing an agenda for teaching coaching psychology. *Int Coaching Psychol Rev.* 2011;6(1):84–99.
5. Moore M, Tschannen-Moran B, Jackson, E. *Coaching Psychology Manual.* p. 170. Wolters Kluwer Health/LWW. 2010.
6. International Coaching Federation. All Things Coaching. https://coachingfederation.org/about. Accessed June 23, 2021.
7. National Board for Health and Wellness Coaching. Health & wellness coach scope of practice. https://nbhwc.org/scope-of-practice/. Accessed June 23, 2021.
8. American Medical Association. CPT Codes. https://www.ama-assn.org/practice-management/cpt. Accessed June 23, 2021.
9. Athanasopoulou A, Dopson S. A systematic review of executive coaching outcomes: Is it the journey or the destination that matters the most? *The Leadership Quarterly.* 2018;29(1):70–88.
10. Sforzo GA, Kaye MP, Todorova I, et al. Compendium of the health and wellness coaching literature. *Am J Lifestyle Med.* 2018;12(6):436–447.
11. Sforzo GA, Kaye MP, Harenberg S, et al. Compendium of health and wellness coaching: 2019 addendum. *Am J Lifestyle Med.* 2020;14(2):155–168.
12. Schneider S, Kingsolver K, Rosdahl J. Physician coaching to enhance well-being: a qualitative analysis of a pilot intervention. *Explore.* 2014;10(6):372–379.
13. Dyrbye LN, Shanfelt TD, Gill PR, et al. Effect of a Professional Coaching Intervention on the Well-being and Distress of Physicians. A Pilot Randomized Clinical Trial. *JAMA Intern Med.* 2019;179(10):1406–1414.
14. Ryan RM, Deci EL. In Elliot AJ, ed. Brick by brick: The Origins, Development, and Future of Self-Determination Theory, vol 6, Elsevier.
15. Ryan R, Deci E. Chapter 20: Supporting Autonomy, Competence, and Relatedness: The Coaching Process from a Self-Determination Theory Perspective. In: English S, Sabatine JM, Brownell P, eds. *Professional Coaching: Principles and Practice*: Springer Publishing Company; 2018.
16. Kashdan T. *Curious? Discover the Missing Ingredient to a Fulfilling Life*: William Morrow & Co; 2019.
17. Schutte NS, Malouff JM. Increasing curiosity through autonomy of choice. *Motivation and Emotion.* 2019;43(4):563–570 2019.
18. Miller WR, Rollnick S. *Motivational Interviewing: Helping People Change*: Guilford Press; 2012.
19. Boyatzis R, Smith ML, Van Oosten E. *Helping People Change: Coaching with Compassion for Lifelong Learning and Growth*: Harvard Business Press; 2019.
20. Taylor SN, Passarelli AM, Van Oosten EB. Leadership coach effectiveness as fostering self-determined, sustained change. *The Leadership Quarterly.* 2019;30(6).
21. Moore M, Tschannen-Moran B, Jackson E. *Coaching Psychology Manual.* 2nd ed.: Wolters Kluwer Health/Lippincott, Williams & Wilkins; 2015.
22. Positive Psychology Center. University of Pennsylvania. https://ppc.sas.upenn.edu. Accessed June 23, 2021.
23. Peterson C, Seligman ME*Character Strengths and Virtues: A Handbook and Classification,* vol 1: Oxford University Press; 2004.
24. Fredrickson BL, Joiner T. Reflections on positive emotions and upward spirals. *Perspectives on Psychological Science.* 2018;13(2):194–199.
25. Luthans F, Youssef-Morgan CM. Psychological capital: An evidence-based positive approach. *Ann Rev Organizational Psychol Organizational Behav.* 2017;4:339–366.
26. Poots A, Cassidy T. Academic expectation, self-compassion, psychological capital, social support and student wellbeing. *Int J Educ Res.* 2020;99:101.
27. Whitney DD, Trosten-Bloom A. *The Power of Appreciative Inquiry: A Practical Guide to Positive Change*: Berrett-Koehler Publishers; 2010.
28. Sandars J, Murdoch-Eaton D. Appreciative inquiry in medical education. *Med Teach.* 2017;39(2):123–127.
29. David Cooperrider, PhD. Case Western Reserve University. https://weatherhead.case.edu/faculty/david-cooperrider. Accessed June 23, 2021.
30. Growth Mindset Institute. www.growthmindsetinstitute.org. Accessed July 16, 2021.
31. Kabat-Zinn J. Defining Mindfulness. Mindful.org. January 11, 2017. https://www.mindful.org/jon-kabat-zinn-defining-mindfulness/. Accessed June 23, 2021.
32. Scheepers RA, Emke H, Epstein RM, Lombarts KM. The impact of mindfulness-based interventions on doctors' well-being and performance: A systematic review. *Med Educ.* 2020;54(2):138–149.
33. Baer RA, Smith GT, Lykins E, et al. Construct validity of the five facet mindfulness questionnaire in meditating and nonmeditating samples. *Assessment.* 2008;15(3):329–342.
34. Vago DR, David SA. Self-awareness, self-regulation, and self-transcendence (S-ART): a framework for understanding the neurobiological mechanisms of mindfulness. *Front Hum Neurosci.* 2012;6:296.
35. Akrivou K, Boyatzis RE. The ideal self as the driver of intentional change. *J Manag Dev.* 2006;25(7):624–642.
36. Barrett LF. *How Emotions are Made: The Secret Life of the Brain*: Houghton Mifflin Harcourt; 2017.
37. Grewal D, Davidson HA. Emotional intelligence and graduate medical education. *JAMA.* 2008;300(10):1200–1202.
38. Neff K. Self-compassion. https://self-compassion.org/the-three-elements-of-self-compassion-2/. Accessed June 23, 2021.
39. Hayes SC. A Liberated Mind: How to Pivot Toward What Matters. *Avery.* 2020.
40. David S. Emotional Agility: Get Unstuck, Embrace Change, and Thrive in Work and Life. *Penguin.* 2016.
41. Rosenberg MB. *Nonviolent Communication: A Language of Compassion*: University of California Press; 2011.
42. Hall KL, Rossi JS. Meta-analytic examination of the strong and week principles across 48 health behaviors. *Prev Med.* 2008;46(3):266–274.
43. Prochaska JO, Velicer WF. The transtheoretical model of health behavior change. *Am J Health Promot.* 1997;12(1):38–48.
44. Nowack K. Facilitating successful behavior change: Beyond goal setting to goal flourishing. *Consult Psychol J Pract Res.* 2017;69(3):153.

45. Oettingen G. Rethinking positive thinking: Inside the new science of motivation. *Current*. 2015.
46. Saddawi-Konefka D, Baker K, Guarino A, et al. Changing resident physician studying behaviors: A randomized, comparative effectiveness trial of goal setting versus use of WOOP. *J Grad Med Educ*. 2017;9(4):451.
47. Clancy AL, Binkert J. *Pivoting: A Coach's Guide to Igniting Substantial Change*: Springer; 2016.
48. Snyder CR, Harris C, Anderson JR, et al. The will and the ways: development and validation of an individual-differences measure of hope. *J Pers Soc Psychol*. 1991;60(4):570–585.
49. Neenan M, Palmer S, eds. *Cognitive Behavioural Coaching in Practice: An Evidence Based Approach*: Routledge; 2013.
50. Neenan M. Using Socratic questioning in coaching. *J Ration-Emot Cogn-Behav Ther*. 2009;27(4):249–264.
51. Kegan R. *In Over Our Heads: The Mental Demands of Modern Life*: Harvard University Press; 1994.
52. Kegan R, Lahey LL. *Immunity to Change: How to Overcome It and Unlock Potential in Yourself and Your Organization*: Harvard Business Press; 2009.

第 4 章

学术型教练的能力

Kendra Parekh，Sherilyn Smith，and Simran Singh

学习目标

1. 讨论教练能力的必要性。
2. 介绍成功的教练法所需要的技能和能力。
3. 概述体现教练能力的具体可观察行为。

提纲

本章提要

在本章中，我们将强调医学教育中学术型教练所必需的核心能力，并介绍了面向医学教育全体学习者的学术型教练能力[1]。我们讨论了教练能力对于推动教练发展、项目评估以及实现理想成果的必要性，并总结了当前教练能力的框架。最后，我们详细阐述了能体现教练能力的具体可观察到的教练行为。

教练能力概述

随着医学教育转向胜任力导向医学教育（competency-based medical education，CBME），教育工作者正采用教练原则作为一种个性化教学的方法，而且支持每位学习者培养其职业发展中所必需的能力和技能。教练帮助学习者回顾表现数据、找出差距、设定目标、制订应对现有和潜在的挑战的计划，提升表现，进而促进其职业身份认同和领导力的发展。教练鼓励学习者成为有能力、会反思的医生以及优秀自适应学习者。

随着教练法在 CBME 体系中不断发展和演变，与之相伴的是，有必要确保教育工作者作为教练得到恰当的发展和支持[2]。对于大多数医学教育工作者来说，教练这一角色是全新的，它要求教育工作者必须培养一套新的技能和能力，才能成为卓有成效的教练[3]。在医学教育背景下，清晰阐述教练能力是这一发展进程中必不可少的一步。

尽管已经为专业的企业高管教练和健康与保健教练的能力制订了要求，但专为医学教育工作者设计的教练能力才刚开始出现[4-7]。清晰明确的教练能力对于支持医学教育工作者发展成为教练是非常必要的，因为这些能力有助于教育工作者了解教练角色的预期要求以及成功的教练工作是什么样的，并有助于推动项目成功。教练能力可以用于评估教练的表现和进行教练法项目评估[8]。教练能力能为医学教育中的教练工作提供一种通用的思维模式，并有助于推动教练法的研究。最终，教练能力可能会影响学习者的成果、机构文化和患者或其他医疗相关的成果。

专业的教练组织已经将各种理论框架转化为基于科学的教练能力。表 4.1 比较了几个主要的专业教练组织所要求的能力。所有组织都要求职业素养或伦理方面的能力，其中包括制订教练协议的明确要求[4-7]。所有组织都有围绕信任、关系建立和沟通技巧方面的多种能力要求[4-7]。最后，有一些组织（商业和健康领域）在情境知识方面有特定要求，这些知识最好能够在教练法实践中发挥作用[6-7]。

通用的专业教练能力高度适用于医学教育中的学术型教练。由这些组织制订的专业标准与医生的受托责任相一致，而沟通能力的许多方面也与在以患者为中心的照护方法中那些有价值的方面相契合。一部分专业教

表 4.1 专业教练能力的比较

能力	教练协会	国际教练联盟	全球商务教练协会	国家健康和保健教练委员会
专业操守	×	×	×	×
教练协议	×	×	×	×
伦理	×	×	×	×
法律	×	×	×	×
基于信任的关系	×	×	×	×
提供支持	×	×	×	×
主动倾听	×	×	×	×
提问	×	×	×	×
提高认知	×	×	×	×
清晰地沟通	×	×	×	×
制订行动、目标、计划	×	×	×	×
责任制，管理过程	×	×	×	×
知识[a]	×	×	×	×
专业发展	×	×	×	×

[a] 知识：商业内容——创业知识、技能、态度；商业知识、系统思维、组织变革、行为、发展原则；领导力相关问题；熟练掌握评估工具及策略的商务教练。健康和保健内容——健康促进、慢性疾病、健康行为、社会和行为风险因素；积极心理学。

练组织针对实践能力有特定的知识要求，就如同医学领域对实践知识的要求一样。所有教练组织都重视职业发展，并为了保持认证资格，对继续教育有所要求，这与医疗行业的规范类似。

已经开发出医学教育中的学术型教练能力，分为五大类：教练法结构和过程；关系技能；教练技能；教练法理论与模型；以及教练的发展。表 4.2 概述了医学教育工作中的教练能力[9]。使用“优秀自适应学习者”（MAL）模型来搭建学术型教练法体系，这一体系同时借用了成人学习理论和自我决定理论，属于改进科学中常用的持续质量改进模式[10]。

表 4.2　医学教育中的教练能力

能力领域	可观察到的行为举止
教练法的结构和过程	
制订教练协议	在培训课程中探索和调整： • 教练的角色（促进者，而非辅导者或指导者）和被教练者的角色（愿意致力于自我发现、做出改变） • 教练法项目的原则（保密性；预期；会面的次数、时长和时间安排；电子邮件 / 电话沟通；项目时长等） • 被教练者的需求和兴趣（如幸福感、韧性、压力、沟通、学术表现、职业发展） • 被教练者的教练法目标或结果概述（我们如何知道教练法项目是否成功？） • 利用评估和家庭作业来提升自我认知、衡量进展或成果 • 支持教练对被教练者以及学习者对教练的真实反馈；持续评估教练与学习者之间的契合度
管理教练课程	• 安排课程（例如，每 2 ～ 4 周 1 次，每次 30 ～ 60 分钟，持续 3 个月） • 初始课程——简单评估；支持被教练者制订愿景或目标；探讨价值观、动机、优势和行动计划 • 持续课程——被教练者确定需要探讨的领域，探讨被教练者的进展和学习情况，用成长型思维培养自我认知，更新行动计划 • 教练根据需要记录笔记 • 结束课程——收获进展和学习成果，并探讨被教练者在没有教练情况下的后续步骤
管理流程和责任	• 帮助被教练者纳入“优秀自适应学习者”模型，包括计划、学习、评估和调整 • 帮助被教练者设计责任落实举措（例如签到、进展笔记或教练日志） • 支持被教练者跟踪进展（进展笔记、0 ～ 10 评分、图表、应用程序） • 要求被教练者对所做承诺、课程出席率、参与度和进展负责 • 探讨教练法关系的效果和不足之处，以及如何改进 • 判断被教练者是否会从被教授、被指导或被咨询的角色中受益更多
关系技能	
建立有意义的教练法关系	• 建立信任和相互尊重 • 展示诚实和正直 • 使用不带评判性且包容的沟通方式，给予无条件尊重，以营造心理上的安全感（以便探讨挑战和反馈） • 欣赏和接受被教练者在价值观、目标、观点方面的多样性 • 处理并解决与被教练者之间的不和

（续表）

能力领域	可观察到的行为举止
使用教练法沟通	激发自我认知、元认知、自我反思及进步： ● 在场并保持专注 ● 进行开放的、充满好奇且不带预设目的或评判的探究 ● 使用积极倾听（充分倾听话语、思想、情感、含义、未表达的内容、被教练者的参考框架） ● 进行反思（例如总结、放大、同理心） ● 给予肯定；反映优势、进步、成功和学习情况
培养被教练者的情绪智力	帮助被教练者驾驭情绪状态并促进其情绪健康： ● 帮助被教练者培养积极的情绪（通过提出积极的问题） ● 帮助被教练者培养专注力并提高情绪感知和元认知能力 ● 帮助被教练者培养自我同情心 ● 帮助被教练者处理情绪——觉察、命名和体验情绪 ● 帮助被教练者探索和利用情绪作为成长机会——了解哪些需求没有得到满足，以及怎样做有助于满足这些需求 ● 帮助被教练者培养自我调节能力，使其认识到情绪是大脑基于过去的经历而非当前现实所产生的
教练技能	
帮助被教练者成为优秀自适应学习者	● 帮助被教练者了解他们在优秀自适应学习者循环（计划、学习、评估、调整）中的能力 ● 支持和指导被教练者成为优秀自适应学习者（批判性思维、反思、自我监控、元认知）
帮助被教练者培养幸福感和职业成就感	● 使用开放式探究，帮助被教练者确定理想自我的愿景或目标，以获得最佳的幸福感和职业成就感
帮助被教练者提高积极性和自我效能感	● 帮助被教练者培养成为优秀自适应学习者过程中的关键特征——对学习的好奇心、内在动机、成长型思维模式和韧性 ● 探索被教练者的个人价值观，以及它们是如何在愿景、目标和行动计划中体现出来的 ● 培养被教练者做出改变的内在动机，包括其意义、目的或使命感 ● 探究被教练者的优势 ● 探究被教练者的资源和心理资本（希望、乐观、自我效能感和韧性）
通过共同创新合作帮助被教练者战胜挑战	● 帮助被教练者解决问题，并就新的视角和可能性共同开展创新性的头脑风暴 ● 帮助被教练者处理反馈信息 ● 持续激发 MAL 的特征——对学习的好奇心、内在动机、成长型思维模式和韧性
教练法理论与模型	
确定并运用最符合被教练者需求的教练法理论和工具	● 确定并运用最适合被教练者需求和目标的最为恰当的教练法理论和工具

（续表）

能力领域	可观察到的行为举止
运用灵活性和适应性	• 确定被教练者不断变化（发展）的需求，并选择合适的询问方式、模型或工具来帮助被教练者实现预期的目标 • 明确目标上的差异可能会如何影响之前所使用的教练法模型和工具的效用
教练的发展	
培养自我发展能力	• 寻求教练培训并持续接受教练法教育 • 与专业教练合作以促进自我发展 • 确保自身工作符合国家标准
培养自我管理能力	• 负责任地运用教练法技能和相关流程，且在提供建议与指导时，有意识地关注这些并做出调整 • 培养自身的幸福感以树立榜样——做到自主、有能力、保持专注、具备情商、积极向上、发挥优势、不断成长
认识局限性	• 认识到作为教练的局限性，以及何时转介给心理咨询或其他专业服务机构 • 识别出教练与被教练者之间良好的契合度 • 认识到教练工作何时需要结束，并推动这一过渡的进程

改编自：Wolff M，Deiorio N M，Juve A M，et al. Beyond advising and mentoring：competencies for coaching in medical education. Med Teach，2021，43（10）：1210-1213.

情景

Lisa 是其所在医学院负责医学生长期教练和职业发展项目的负责人。每个教练每学年负责 4 名学生。她正在回顾学生对这些教师教练的反馈意见，并注意到 Darren 的评分明显低于其他教练。他加入这个教练法项目，成为其中一员已经 1 年多了，并曾在之前所在的机构获得过学生和住院医师的教学奖项。这个教练法项目拥有成熟的入职培训计划，并且教练之间有一个协作型实践共同体。

思考问题

1. Lisa 在与 Darren 探讨学生的反馈意见时，收集哪些信息会有帮助？
2. Lisa 在与 Darren 交谈时，可以使用哪些教练法技能和策略？
3. Lisa 可以为 Darren 提供哪些教练法资源或工具？

实践中的教练能力

当我们努力培养教练的能力时，了解这些能力在实际运用中具体是什么样是很重要的。我们将逐一讨论各类教练能力及其可能被报告或观察到的相关行为。

教练法结构与流程

第一类是教练法的结构和流程。教练和被教练者必须签订教练协议，以便双方清楚地了解这个过程的目标和目的，以及教练法关系的局限性。最初的教练课程可以作为对教练过程的介绍，包括讨论教练和被教练者的角色、教练法项目的原则，以及被教练者的需求、兴趣和教练法所有达成的目标。教练可能希望讨论自我评估工具的使用，例如 VIA 性格优势调查或职业成就感调查表[11]，布置家庭作业来促进自我认知，以及可能使用的进展和结果衡量标准。从教练法关系一开始，教练和被教练者就应致力于提供真实反馈，以持续评估教练法关系的契合度，使双方都从中受益。教练协议可以在教练法项目内部标准化，并根据被教练者的需求进行个性化修订。教练协议的示例如图 4.1 所示。

在管理课程时，教练授权被教练者为课程制订计划，以激发被教练者的内在价值观和动机，这与自我决定理论保持一致[12]。初始教练课程可用于汇报任何已完成的自我评估；支持被教练者使用愿望、结果、障碍、计划（WOOP）和具体的、可衡量的、可实现的、相关的、有时限的（SMART）目标等工具制订目标；并探索价值观、动机和优势以制订行动计划。持续进行的课程可以侧重于被教练者确定需要探索的领域，回顾进展情况并持续培养自我认知。通过教练法关系，教练支持被教练者纳入优秀自适应学习者（MAL）模型，包括探索计划、学习、

成长档案式教练协议范例
俄勒冈健康与科学大学

成长档案式教练法项目

学院这个项目始于 2012 年，其核心任务是激励和支持学生确定并充分发挥自己的潜能。成长档案式教练听取学生对其教育经历的反思以提高成绩。他们帮助学生建立并实现学业目标。

教练与学生的关系

教练法关系需要教练和学生双方的积极参与和承诺。因此，必须注意以下几点：

- 这种关系会随着时间的推移而变化和发展，因此需要不断讨论他们之间的教练法关系和角色。
- 在医学院学习期间，教练双方的关系和课程的连续性很重要。
- 信任是他们关系的核心要素。
- 保密是至关重要的。教练不参与学生的评分或评估，包括临床轮转。除非学生处于危险之中，否则教练不能透露被教练者在教练课程中分享的任何信息。

学术教练协议和期望

对学生的期望

- 对教练开诚布公，包括优势、局限和挑战。
- 乐于接受反馈。
- 按时参加预定的课程，并提前与教练联系，说明任何可能的日程安排冲突。
- 带着安排来参加课程：学术、健康、学术和职业目标、外界关注的问题、期望。
- 帮助教练确定协助你的最佳方式。
- 及时回应教练的沟通。
- 及时告知教练任何相关问题或挑战（学术、个人或其他方面）。
- 支持同班和其他班级的其他成员。
- 落实共同商定的计划 / 行动事项。

对教练的期望

- 及时回应学生关心的问题。
- 明确与学生沟通的方式：电子邮件、短信等。
- 在课程之前回顾学生的评估和成绩，并确定需要关注的领域。
- 跟进之前的问题和行动事项。
- 有效地记录教练课程，以帮助学生成长，同时保持适当的保密性。
- 根据需要，为学生推荐适当的资源。

__________ __________ __________

教练 学生 日期

图 4.1 成长档案式教练协议示例

评估和调整阶段。教练对教练课程的记录包括对被教练者公开的、明确的期望，即记录的内容以及谁将有权访问这些文件。教练监督被教练者的进展，并通过多种关系和沟通技巧让被教练者对自己负责。同样，教练也会自我监督并在教练法关系中对教练方法负责。教练了解教练法关系的局限性，比如什么时候适合推荐咨询或其他专业服务（如学习障碍评估），或者什么时候结束教练法关系。在结束阶段，教练可以帮助被教练者在没有教练的情况下探索下一步的计划，并支持未来的规划。医学教育工作者经常被要求担任多种角色，包括顾问和教练。担任教练角色的教育工作者应该保持警惕，意识到当他们在充分探讨被教练者的想法和选择之前便提供建议或解决方案时，他们已经脱离了教练角色。以下是一个称职的教练参与教练法过程和结构的示例。

这是教练与被教练者的第一次见面。教练已经为这节课做好了准备并认为准备好和被教练者见面。教练以自我介绍开场，并邀请被教练者自我介绍，而且讨论了被教练者寻求教练的原因。在积极倾听后，教练开始与被教练者讨论教练协议，教练和被教练者最终达成了令双方都满意的协议。教练会将见面的简要记录与教练协议一起保存。在随后的课程中，教练会在课程开始时不断向被教练者了解情况，并邀请被教练者制订课程计划。教练使用开放式问题来探究目标实现方面的进展，并首先关注进展顺利的地方，然后总结经验教训，以增强对这些积极资源的自我认知。

有一次，这位被教练者分享了她焦虑和压力加剧的经历。虽然教练有能力传授放松技巧和焦虑管理方面的知识，但教练还是发起了一场头脑风暴会，就可能有帮助的技巧和思维模式进行了探讨。然后，教练意识到被教练者目前的焦虑程度可能达到了需要就诊的临床水平，于是建议转介她去获得治疗方面的支持。被教练者同意，但教练的重点仍放在被教练者的自主性和目标上，而不是放在临床管理上。教练法关系日益巩固，被教练者继续朝着自己的目标顺利前进，同时也分别获得了焦虑方面的临床支持。

关系技能

接下来介绍教练法能力中的关系技能。整个教练法建立在教练和被教练者之间关系的基础上，这种关系对于被教练者的成长和取得积极成果至关重要。教练要建立有意义的教练法关系，并展示情绪智力（探究并厘清被教练者的情绪状态）、适应能力（在需要时转变方向）和有效沟通能力（提出简洁、开放、肯定性的问题并反思）。

建立有意义的关系包括与被教练者建立和保持信任，在欣赏被教练者丰富多样的经历和观点的同时，通过非评判性的沟通方式营造一种相互尊重和安全的氛围。教练要展现出诚实和正直的品质。也许最重要的是，教练要对被教练者及其优势和内在应变力表现出无条件的积极关注。这就创造了心理安全感，允许进一步探索挑战和反馈。教练将运用包括与被教练者在一起、给予全神贯注的关注和积极倾听的教练式沟通。为了进一步巩固教练法关系，教练会持续留意、回应被教练者的情绪状态并与其共情，从而激发其自我意识和深化自我反思。有效的沟通表现为积极倾听，不发表意见或评判，并提出有力的、开放的问题，以扩展视野和自我反思。教练应根据被教练者的情况灵活运用不同的技巧。

教练要培养被教练者的情绪智力，这包括帮助被教练者驾驭情绪状态和情绪幸福感（见第 3 章的积极心理学和情绪智力部分）[13]。教练有多种方式来展示自己在这方面的能力。教练可以帮助被教练者培养积极情绪、正念和自我同情。他们可以帮助被教练者处理情绪，并利用情绪来获得成长机会。这些互动进一步培养了被教练者的自我调节能力。下面是一个称职的教练运用关系技巧的示例。

教练刚结束了一上午的门诊，还有一下午的教练课程。当教练查看日程安排时，他意识到其中一个较具挑战性的被教练者排在第一个。察觉到自己的情绪后，教练花了几分钟做深呼吸练习，并在脑海中回想自己最初选择成为教练的原因。被教练者前来参加教练课程。教练热情地向其打招呼并询问近况。教练提出了一个开放性问题：“当你回顾上周的目标时，有什么让你印象深刻之处？”当被教练者没有提供太多细节时，教练将询问改为“跟我讲讲上周对你来说做得比较顺利的某件事吧”。接着是一阵沉默和反思，以进一步激发对话。会面结束后，教练花了几分钟回顾这堂课，并思考在被教练者参与度不高时可以使用的其他探询方法。然后，教练做了一些简单的活动和深呼吸，为下一个会面做准备。

教练技能

与医学教育特别相关的一项教练技能是支持优秀自适应学习者（MAL）的发展。MAL模型是一个概念模型，它提出了一个计划、学习、评估和调整的循环，支持终身学习和适应性专业知识的发展[10, 14]。教练能够介绍和讨论MAL模型，以帮助被教练者成为自适应学习者[14]。教练还能促进对话，帮助被教练者提升幸福感和职业成长与满足感。被教练者是他们自己成长的专家，而教练则利用他们的关系技能来充分了解每位被教练者的幸福感和职业成就感。

尽管向被教练者提供建议（特别是如果他们是初级学习者）或弥补知识欠缺可能很有诱惑力，但教练还是要坚持他们的教练角色，并支持被教练者的自主性、积极性和自我决定能力。教练在被教练者选择的发展领域拥有的专业知识越丰富，做到这一点可能就越困难。教练通过支持被教练者制订理想自我的愿景或目标，来帮助被教练者发展和获得最佳的幸福感及职业成就感。教练切记要创造性地提出开放性问题和敏锐的反思以及利用其他工具，来支持被教练者拓宽视野和可能性，并最终实现成长[15-16]。被教练者是自身成长的推动者；如果教练推动成长，被教练者可能会以抵抗或顺从的方式回应，而不是基于自己的兴趣和价值观做出选择。教练与被教练者是合作关系，并且被教练者应感到自己有能力自主设定计划来表达他们的价值观和需求。

通过支持被教练者提高学习动机和自我效能感，教练可以激发优秀自适应学习过程的关键驱动因素，包括对学习的好奇心、内在动机、成长型思维模式和韧性（见第2章）。教练要注意使用能够增强被教练者内在改变动力的语言、流程和技能，并充分利用被教练者的优势。在这个过程中，利用优势评估工具可能会有所帮助。他们还可以激发被教练者的心理资本（如希望、乐观、自我效能感）。教练通过共创性的协作帮助被教练者克服挑战，支持被教练者解决问题，并就新的观点和可能性进行共创性的头脑风暴。教练帮助被教练者处理反馈；这是一个帮助被教练者继续发展优秀自适应学习者特质，并将反馈重新视为学习机会和成长机会的契机。接下来是一个称职的教练运用教练技能的示例。

在准备即将开始课程时，教练回顾了之前课程的笔记，并希望跟进一些事情。当被教练者到达会议时，他看起来心不在焉、无精打采。教练意识到这一点后，温暖而具有同理心地记录下被教练者当前的状态，而不进行任何评判。被教练者透露，他在一次考试中成绩不佳，并在小组学习中“感到迷茫”。教练会优先考虑被教练者此时的需求，而不是教练自己的安排，并使用开放式问题进一步探究被教练者的情况。通过使用 MAL 模型，教练帮助被教练者发现他在备考时没有使用有效的学习策略。随后，被教练者设定了一个目标，即与他的课程主管讨论学习策略，并制订一个监督他学习的计划。教练和被教练者一起回顾被教练者的优势，并讨论了如何利用这些优势来支持推荐的学习策略的实施。被教练者在课程结束时会感到自己有能力、有信心实施这些策略，并提高自己的成绩和小组表现。

教练法理论与模型

正如前文所述，教练具有很强的适应能力，而且在教练课程中可以使用各种技能和工具。这就要求教练不断更新教练模型和工具，以支持学习——塑造优秀自适应学习者。随着教练经验的增长，教练将掌握新的技能和工具。同时，他们还需要发展判断和决策能力，以选择最适合的教练模型或教练技能，应对当前的情况。教练本身也可以从被教练者的反馈、辅导性教练和发展性心理教练中受益。此外，教练要意识到，随着关系的发展，被教练者将会成长和变化。教练要对这些不断变化的需求保持警觉，并相应地调整教练课程。教练的过程是动态的。尽管教练与被教练者的关系可能会持续多年，但教练并不会无限期地继续下去。根据自我决定理论，教练支持被教练者的自主性，随着时间的推移，被教练者对教练的需求可能会减少，或者被教练者初始计划上的事项会减少。相应地，教练法过程和结构可能会结束，或演变为探讨新的成长主题。

教练的发展

如前所述，教练组织非常重视专业发展，将其视为教练工作不可分割的一部分。因此，教练要持续发展。教练会寻求额外的培训和专业发展机会。他们可能还会与专业教练合作，以实现进一步的自我发展。虽然目前在医学教育领域的教练工作尚没有国家标准，但教练可以不断寻找培训机会，并在学术型教练中建立共同体，以支持教练自身发展并强化其责任感。教练们要努力培养自我管理能力，使用正念技术来确保自己对运用教练技能和这一过程负责，并在提供建议或指导时注意到这一点。教练在支持被教练者培养他们幸福感的同时，也要注意培养自己的幸福感，从而为被教练者树立角色榜样。最后，教练要认识到教练的局限性，并在必要时为被教练者推荐其他提供支持的渠道。正如前文所讨论的，教练还会审视教练与被教练者之间的关系，判断这种关系何时处于不理想的状态以及何时需要结束教练工作。下面是一个称职的教练进行自身发展的示例。

在执教约 1 年后，该教练特意安排时间反思他第 1 年的教练工作。在这种反思的指导下，该教练制订了一个自我发展计划，包括要参加的教练发展课程清单。该教练特别注意到他倾向于提供建议，特别是对那些遇到常见问题而感到困惑的早期学习者。认识到这一点后，该教练积极向经验丰富的同事寻求受教。此外，该教练还集思广益，想方设法为自己的幸福感提供支持，并计划参加所在机构即将举办的正念培训。该教练写出自己的教练目标以及发展计划，并在未来几个月安排时间反思，以跟踪自己的进展。

教练能力的评估

当致力于提升学术型教练法中的教练能力时，可以参考 van Melle 等提出的 CBME 的核心组成部分，并将其作为一个框架来提升教练能力[17]。CBME 体系侧重于结果，并明确阐明了预期的结果。能力的培养是循序渐进的，学习体验和教学活动也都是根据这些能力量身定制的。课程评估至关重要，并强调个性化、可操作的反馈。本章讨论的教练能力是这一过程的第一步，因为阐述了一位称职的教练预期的行为和结果。当机构和组织试图使用这些能力时，应考虑它们的排序，并有意识地为每项能力制订教学活动。教练应有机会参与旨在支持能力发展的学习活动。在这一过程中，给教练提供反馈以及对教练法项目进行系统性评估是至关重要的。

虽然关于评估教练能力的研究才刚刚出现，但在医学教育中使用的评估方法也可以用于评估教练能力。无论是建构性作答还是选择性作答的测试，都可用于评估基础知识。模拟是评估关系、沟通和教练技能的可行方法。同行、培训师或指导教练的直接观察也是一种可用的评估方法。教练的自我报告和自我评估可以用来评估情绪智力和其他能力。自我评估的额外益处是同时帮助教练发展他们的自我监控技能。被教练者的评估也可以用来评估教练的关系、沟通和教练技能[18]。无论选择哪种评估方法，都需要在设计评估以及制订对教练和教练法项目的系统性评估方案时，做到深思熟虑和审慎周全，这一点至关重要。教练与被教练者的关系不应受到干扰，并且教练评估项目必须对教练起到支持作用，并本着教练的精神进行。

结论

虽然医学教育中的教练法是针对医学和医学教育具体情境的，但其能力与其他专业的教练能力相似。清晰明确的能力要求对于推进医学教育中的教练法并为教练提出明确的要求是必不可少的。医学教育中的教练能力分为五大类，每类都有一套可观察和可学习的行为。

核心要点

1. 医学教育中的教练能力对支持医学教育工作者发展成为教练、建立医学教育中教练工作的通用心理模型、评估教练和项目成果，以及推动相关研究都是十分必要的。
2. 自我决定理论是所有教练法坚实且核心的基础理论。
3. 医学教育中的教练能力可以分为五大类：教练法结构和过程、关系技能、教练技能、教练法理论与模型以及教练的发展。
4. 教练能力可以通过培训和实践来传授和培养。

进一步思考的问题

1. 你将如何将教练能力融入教师发展计划或教练计划的开发中？
2. 在培训新教练时，哪些能力可能对新教练而言尤其具有挑战性？你将如何支持这些能力的发展？
3. 你将如何评估教练的能力发展？
4. 如果某位教练在能力发展方面遇到困难，你会采用什么方法？

注释参考文献

Association for Coaching. AC Coaching Competencies Framework. https://cdn.ymaws.com/www.associationforcoaching.com/resource/resmgr/Accreditation/Accred_General/Coaching_Competency_Framewor.pdf. Accessed July 26, 2021.

这个网站为教练和高管教练提供了一套详细的能力要求。

Brooks JV, Istas K, Barth BE. Becoming a coach: experiences of faculty educators learning to coach medical students. *BMC Med Educ.* 2020;20:208.

这篇文章对一所医学院的教师进行了定性研究，介绍了教师成为教练的过程，包括成为教练的益处和挑战。

Deiorio NM, Carney PA, Kahl LE, Juve AM. Coaching: a new model for academic and career achievement. *Med Educ Online*. 2016;21(1):1087–2981.

这篇文章给出了教练法的定义，以及与医学教育中教练法相关的核心概念。

International Coach Federation. ICF core competencies. https://coachfederation.org/core-competencies. Accessed April 1, 2020.

这个网站提供了一套用于职业教练的详细能力要求。

National Board of Medical Examiners and National Board for Health and Wellness Coaching. Health and wellness coach certifying exam: content outline with resources. https://www.nbme.org/sites/default/files/2020-06/HWCCE_Content_Outline_with_Resources_2020.pdf. Published June 2020. Accessed July 26, 2021.

这个网站提供了一套针对健康保健教练的详细能力要求。

参考文献

1. Deiorio NM, Carney PA, Kahl LE, Juve AM. Coaching: a new model for academic and career achievement. *Med Educ Online*. 2016;21(1):1087–2981.
2. Orr CJ, Sonnadara RR. Coaching by design: exploring a new approach to faculty development in a competency-based medical education curriculum. *Adv Med Educ Prac*. 2019;10:229–244.
3. Brooks JV, Istas K, Barth BE. Becoming a coach: experiences of faculty educators learning to coach medical students. *BMC Med Educ*. 2020;20:208.
4. Association of Coaching. AC Coaching Competencies Framework. https://cdn.ymaws.com/www.associationforcoaching.com/resource/resmgr/Accreditation/Accred_General/Coaching_Competency_Framewor.pdf. Accessed July 26, 2021.
5. International Coach Federation. ICF core competencies. https://coachfederation.org/core-competencies. Accessed July 26, 2021.
6. Worldwide Association of Business Coaches. Business coaching competencies. https://www.wabccoaches.com/includes/popups/competencies.html. Accessed July 26, 2021.
7. National Board of Medical Examiners and National Board for Health and Wellness Coaching. Health and wellness coach certifying exam: content outline with resources. https://www.nbme.org/sites/default/files/2020-06/HWCCE_Content_Outline_with_Resources_2020.pdf. Published June 2020. Accessed July 26, 2021.
8. Carney PA, Bonura EM, Kraakevik JA, et al. Measuring coaching in undergraduate medical education: the development and psychometric validation of new instruments. *J Gen Intern Med*. 2019;34(5):677–683.
9. Wolff M, Deiorio N, Juve AM, et al. Beyond advising and mentoring: competencies for coaching in medical education. *Med Teach*. 2021;43(10):1210–1213.
10. Cutrer WB, Miller B, Pusic MV, et al. Fostering the development of Master Adaptive Learners: A conceptual model to guide skill acquisition in medical education. *Acad Med*. 2017;92(1):70–74.
11. VIA Institute on Character. https://www.viacharacter.org. Accessed July 26, 2021.
12. Ryan RM, Deci EL. Supporting autonomy, competence and relatedness: The coaching process from a self-determination theory perspective. In: English S, Sabatine JM, Brownell P, eds. *Professional Coaching: Principles and Practice*. New York, NY: Springer; 2018:231–247.
13. Kauffman C. Positive psychology: The science at the heart of coaching. In: Stober DR, Grant AM, eds. *Evidence Based Coaching Handbook: Putting Best Practices to Work for Your Clients*. Hoboken, NJ: Wiley; 2006:219–253.
14. Deiorio NM, Juve AM. How can I best support master adaptive learners using coaching. In: Cutrer WB, Pusic MV, Gruppen LD, Hammoud MM, Santen SS, eds. *The Master Adaptive Learner*. Philadelphia: Elsevier; 2020:125–137.
15. Neenan M, Dryden W. *Life Coaching: A Cognitive-behavioural Approach*. East Sussex, NY: Brunner-Routledge; 2002.
16. Ives Y. What is 'coaching'? An exploration of conflicting paradigms. *Int J Evid Based Coach Ment*. 2008;6(2):100–113.
17. Van Melle E, Frank JR, Holmboe ES, et al. A core components framework for evaluating implementation of competency-based medical education programs. *Acad Med*. 2019;94(7):1002–1009.
18. Carney PA, Bonura EM, Kraakevik JA, et al. Measuring coaching in undergraduate medical education: the development and psychometric validation of new instruments. *J Gen Intern Med*. 2019;34(5):677–683.

第 5 章

个人、小组和同伴教练法概述

Christine Thatcher，Kurt Pfeifer，J. Aaron Allgood，and M. Melinda Sanders

学习目标

1. 定义教练法的类型，包括个人、团队、小组和同伴教练法。
2. 确定教练法课程的基本组成部分。
3. 使用所推荐的工具来分析并适应个人情境以取得成功。

提纲

本章提要

本章内容适用于新手和经验丰富的教练。我们介绍了关于教练角色、不同类型的结构、方法和期望等方面的信息，以便为成为教练这一角色奠定基础。不同的项目和机构文化会导致具体情境有所不同，但支持学习者实现其目标并促进其发展这一中心主题是任何教练法项目的核心所在。尽管我们在此关注的是医学生和住院医师的教练，但所学到的经验也可以应用到其他教学对象。

引言

学术型教练的角色对教练和被教练者都是一种有益的体验。这些收获是通过以下方式实现的：建立在信任基础上的关系、由被教练者驱动的有意义的交流、反思性倾听，以及提出适当的开放式问题。学习者所处的环境、期望和发展阶段有助于让教练决定采用何种策略来支持学习者实现其个人和职业目标。本章的重点是通过考量不同类型的教练和方法来帮助教练做好准备。本章还提供了一些成功的技巧。

教练与指导和建议类似，但又有所不同。尽管这些概念有重叠之处，但明确教练的任务或角色是很重要的。教练的重点是了解某些人于某一特定时刻在技能、培训和目标方面的情况，以及他们在短期和长期内期望达到的状态。对幸福感的整体评估是帮助个人制订目标进展计划的重要组成部分，从而建立起一种信任关系，这对于有效制订目标和计划至关重要。教练通过建立相互信任的关系、积极倾听、提出明确的问题来指导学习者，并通过一种不带评判的方式帮助学习者应对各种挑战，从而在教育中达到里程碑目标。医学生和住院医师在教练的努力推动下，越来越多地为他们自己的学习和职业认同发展负责，并培养良好的反思习惯和提升自己的幸福感。有关教练所需能力的全面探讨，请参阅第 4 章。

对许多人来说，教练并不是自然而然就能做好的事情，对于新手教练而言，通过教师发展为其提供结构化方法的支持，从而为维持刚刚建立起来的教练法关系奠定了基础。同伴教练合作创建了一个支持系统，可以分享经验和相互学习。对于教师和同伴主导的教练，活动可以一对一或小组形式进行。本章为教练在任何阶段的参与提供了框架，并为项目负责人提供了建议，以帮助教练在个人和小组环境中成功开展教练活动做好准备。

教练法项目的类型

各种教练法项目在很多方面都有着相似之处，但侧重点常会有所不同。项目因机构不同而有所差异，而且这种差异是由机构文化和需求驱动的。多个项目目标的侧重点各不相同，但总体上对教练的界定是一致的。对医学教育中教练法的文献进行回顾后发现，常见的教练动机包括幸福感、韧性和减压等，也有项目侧重于通过积极反馈来促进职业发展。此外，有的教练法项目也可能侧重于提高非技术技能。此类项目致力于改善团队合作、增强决策技能和改善沟通技巧。有的项目则侧重于技术技能，例如旨在提高在模拟环境中手术技能的项目[1]。无论是侧重于技术技能还是非技术技能，大多教练法项目都是为了促进学习者在其学术能力或里程碑上取得进步。这种教练可以基于直接观察到的行为、回顾评估结果和（或）自我报告的行为和态度。

在本章中，我们将讨论几种形式的教练法：个人（一对一）教练法、小组教练法、小组教练法以及同伴或近同伴教练法。教练法项目的时间长短不一，但通常是一种长期关系。这个“长期性”的概念很重要，并且与制订计划密切相关。

情景 1

Sam 是一名一年级的医学生，她在向医学院过渡的过程中遇到了很多困难，工作量繁重和与朋友、家人的隔绝让她感到非常痛苦。在最初几个月，她患上了“冒名顶替综合征”。Sam 在新生入学培训时就遇见了她的教练，但自那以后，她就沉浸在学习中，没有想到要寻求教练的帮助。数周过去了，Sam 陷入了更深的孤立之中。她的分数在班级平均水平之上，因此她也没有向课程负责人和院长提出任何问题。

思考问题

1. 教练法项目如何帮助 Sam 取得更大的成功？
2. 教练可以通过哪些方式让 Sam 尽早参与进来，以建立信任并在教练过程中提供价值？

个人教练法以教练和学习者之间建立关系为基础。虽然教练可能会被分配一组学习者，但他们会与每位学习者建立一对一关系，并随着时间建立起信任。这种类型的教

练法广泛用于医学生和住院医师。教练会回顾学习者的个人和职业目标，并为职业发展提供支持。由于大多数项目中教练可能同时负责几个水平相近的学习者，因此小组活动可能有助于促进组内同伴之间的联系。

小组教练法侧重为小组设定集体目标，并与小组成员一起探索提高效率的机会。在医疗卫生专业领域中，有效的团队合作在整个培训过程和临床环境中都非常重要。护理教学文献中有一个小组教练法的示例，其使用了每个小组成员在教练课程之前填写的差距分析[2]。课程一开始，首先回顾和明确小组的目标和宗旨，然后再回顾由教练提供的差距分析。小组成员分享他们对该分析的看法，接着分享每位成员在小组经历中的观察所得和学习体会。而后，他们确定团队可以利用的优势来共同发展。小组随后列出了他们的主要和次要目标以及前进的行动计划。发展高绩效小组被广泛应用于商业和医疗保健领域，以解决问题和进行持续的质量改进。

小组教练法也非常适用于医学教育。例如，基于小组的学习（TBL）是一种广为应用的教学方法，它通过创建小组，来让小组成员学会合作解决问题并相互支持。教练可以指导 TBL 小组的学习过程，并帮助他们学会提供和接受同伴的反馈[3]。

小组教练法是教练法项目中一种有吸引力的形式，因为它可以更有效地涵盖绝大部分重要的主题。这些内容包括正念练习、多样性 / 包容性以及领导力与沟通技巧等[4]。此外，小组教练法课程增强了共同体建设和同伴支持。小组会议上可以强调每位成员的优势，从而增强学习者对他人的尊重以及他们的自我效能感。

最佳的小组教练法需要考虑几个独特的因素（表 5.1）。首先，教练应该明白小组中的个体可能有共同的目标（如顺利从医学院毕业或完成住院医师培训），并且教练法项目可能会通过小组教练法来实现一般性的目标，但学习者也会有他们特定的期望和需求。如果配合一对一的教练，教练就能了解到每位学习者的具体想法和需求，并将这些因素纳入小组会议中。即使教练只参与小组教练法，与个别成员至少见面一次以建立融洽的关系并了解他们的期望也是有益的。组织小组教练会议，留出时间“签到”和分享个人关注的问题，对于加强支持性氛围也是值得的。

表 5.1　小组教练的特殊考虑因素
了解和平衡学生的共同及个人目标
建立一个安全的空间以及好奇和尊重的文化
确保所有成员的参与
准备并调解人际冲突

医学教育中的近同伴或同伴教练法通常被医学教育工作者用来提高他们自己的表现，但对医学生或被教练者本身也有价值。同伴教练法应该是一种互惠互利的、非评判性的关系。它需要合作。在某些情况下，这种关系是一对一的，而在其他情况下是基于小组的。在文献综述中，大多数同伴教练法是一对一的且自愿的[5]。自我评估或反思是几乎所有项目的组成部分，而且大多数教练法是目标导向的。反馈很重要，且这些反馈通常是积极的和具有建设性的。

由在同一培训水平（同伴）或更高水平（近同伴）的学习者进行同伴教练具有明显的优势。医学生和住院医师往往更愿意接受那些具有较新学习经验且不承担正式评估职责的人所给出的反馈。对于某些教练法目标而言，与许多年前接受过截然不同培训的教练相比，刚刚完成类似培训者的观点也可能提供更有价值的具体信息。

同伴教练法可以采用许多形式，但共同的特征包括无竞争的合作关系、自我评估和以目标为导向的反馈[6]。实施具有这些特点的项目需要与其他形式的教练法同等的承诺和责任，但当两个个体都是学习者时，要做到这一点可能更具挑战性。医学中的同伴教练法对教练和被教练者都有益处，向同伴教练强调这种益处可能鼓励他们之间的相互负责[7]。将教练法纳入医学生和住院医师的课程目标是确保同伴教练更充分投入的另一种方法。

情景 2

第一学期开始 5 周左右，Sam 的形成性课程评估结果出来了。Sam 的教练 B 博士注意到有关 Sam 的评价乏善可陈。他记得她在入学时是个沉默寡言的学生，于是决定主动与她取得联系。然而，Sam 已经忘记了这个宝贵的关系，对会面的请求感到沮丧，因为她不知所措，所以也没有回复邮件。由于到目前为止还没有建立起任何关系，Sam 认为花时间与教练会面没有任何价值。

随着学期的推进，她的成绩开始反映出她的绝望情绪。她开始质疑自己为什么当初能被医学院录取。她向家人寻求帮助。

思考问题

1. B 博士如何才能鼓励 Sam 重新投入他们的教练法关系中？
2. B 博士可以问哪些问题来探究 Sam 面临的挑战？

教练的角色

教练法成功的关键在于理解教练的真正角色，并且这一角色必须同时为教练和医学生、住院医师或小组 / 团队所明晰。正如前文提到的，尽管教练过程可能会融入一些建议和指导，但重点必须放在学习者身上，引导他们进行自我反思、自主学习并愿意改变。因此，所有的互动都是基于学习者的内在动机。有鉴于此，教练必须坚持让学习者确定计划，并对这种关系做出承诺。教练为学习者提供反思、设定和实现目标以及应用积极心理学工具的途径。教练通过积极倾听、肯定、提出好问题，并在安全空间内让学习者敞开心扉、坦诚相见，而不必担心受到评判或评估。这个过程可能会很困难——我们的天性是提供建议和鼓励。然而，保持沉默、倾听、肯定并为学习者提供推动关系发展的力量，将有助于学习者在变得独立和自信的过程中建立自我效能感和职业认同感。事实证明，通过使用反思、为成功设定目标和参与优势探索，积极心理学教练能够改善医学生的实习体验[8]。这些工具可能有助于增强心理韧性和减少倦怠。有关教练法模型和框架的更多信息，请参见第 1 章。

教练法项目可提供师资发展，这对不同经验水平的教练都有好处。与其他教练共度时光为教练们提供了分享彼此经验和相互学习的机会。此外，还可根据小组的需要组织培训课程。通常情况下，可以通过工作坊练习教练技能。例如，角色扮演就是一种很有效的活动方式，它可以帮助教练在与学习者的互动中变得自信。培训项目还应为医学生或住院医师所需的超出教练范围的额外支持提供必要的资源。教练可以在适当的时候向学习者介绍这些其他的资源，而不必觉得自己需要知道所有的答案。事实上，当出现健康或安全问题时，必须引导学习者接受相应的专业帮助。额外的培训，比如隐性偏见培训、健康 / 压力缓解、正念、课程更新和学习要点（如时间管理和学习策略）等，可以扩充教练的工具箱，以更好地支持学生特定的需求，同时又不越过机构项目所规定的角色界限。

期望和界限

在本章接下来的部分，我们将介绍一些建议性的工具，以帮助教练与他们的学习者建立有效的关系。有效沟通是本章最佳实践中的一个常见主题。教练应该能够描述他们的角色和他们的教练法项目，并强化与学习者建立关系的目的，从而使为每次活动和会面所预留的时间更具价值。学习者必须认识到这种关系对于取得进步的价值，否则他们可能会将其视为对自己原本就已安排过满的时间的一种侵占。

教练必须了解医学生和住院医师所处的环境，并熟悉学习者在每个培训阶段应该满足的能力要求。教练应该对课程 / 轮转安排和培训活动有一定了解，以增强他们协助学习者的能力。然而，如果能获得相应的资源，教练即使在不成为课程内容的专家或顾问的情况下，也能有效地发挥作用，从而建立起他们的信誉和与学习者的关系。

教练协议可以进一步公开沟通教练和学习者双方的期望及界限。

教练协议

教练和学习者之间的书面协议为双方理解彼此的关系奠定了基础，其中既涵盖了共同责任，也明确了对界限所在的共识。协议的一些建议内容包括：对教练法项目的简要说明、列出学习者和教练的责任，以及留出空间供双方就期望和界限达成一致意见。协议的结构、是否订立协议以及所涉流程可以根据项目的不同而非常个性化。尽管教练协议是一种广泛使用的工具，但其效果因接受程度和执行情况而异。双方的签字会使协议显得正式化，定期回顾协议也很有用，尤其是在包含目标的情况下，这样可以强化彼此的承诺。

协议可能包括一系列期望事项，如就保密事宜达成的协议、会面的规律性、开放式沟通、沟通的方式（包括诸如深夜来电等界限）、接受反馈、相互尊重（如准时和及时回复）、课程准备以及制订课程安排。重要的是将协议视为营造未来基调的机会，并将其视为协助进行这种重要沟通的工具。我们在第 4 章中提供了一个协议的示例（图 4.1），该协议可以根据学习者的情况扩展，纳入适合学习者的目标数量，并可根据不同的情境加以编辑调整。

教练指导介绍

对于学习者和教练而言，教练指导介绍是至关重要的第一步。教练指导介绍为整个教练法项目保持一致性提供了所需的总体情况和基础架构介绍。这可以是非常基础的入门性问题，也可以是更具体的问题，如怎么处理危机。对于医学生和住院医师来说，可以通过一场信息交流会来介绍教练法项目并强调其目标。此外，相对于指导或建议，还应概述教练所扮演的角色。通常，该项目会在学习管理系统中提供一份资源汇编。拥有坚实的基础和相互理解将有助于建立成功的教练-被教练者关系。

准备工作

在首次会面及之后所有会面之前，教练应意识到他们的学习者所承受的外部压力，例如课程压力、医师资格考试时间安排以及即将发生的转变，比如进入临床实习或成为高年资住院医师。教练应该做好记录（甚至是高标准的），以便更容易地延续讨论或跟踪目标的进展情况。这些记录包括教练协议和目标设定文件，此外还有对学习者开放的会议记录。学习者必须准备好相关安排，并愿意讨论，提出他们目前面临或预计会面临的任何挑战。教练可能需要回顾学习者的学业进展情况或帮助学习者使用反馈信息并做出适当的回应。此外，讨论环境应私密、安全且不受干扰。

首次会面

第一次会面为以后的会面设定了基调，

并为教练和学生提供了展开关于目标设定对话的机会。这段时间应该用来开启沟通之门，了解彼此，并开始建立信任，这对于建立稳固的关系至关重要。协议可以在这次会面中制订。这也是引入“反思”理念的时候，帮助学习者发现他们的优势和需要改进的地方。此时让学习者负责制订以后会面的安排，是非常重要的。

积极倾听是必不可少的，教练应该注意观察学习者的肢体语言，并提出开放式问题。教练还应确保学习者说得最多，然后总结他们听到的内容，同时予以共情。教练应避免直接提供快速的解决方案、做出假设和评判。

提示 1：与第二次接触不要间隔过长的时间。定期会面最初是为了日后能按需会面。过早地过渡到“按需”会面将阻碍建立信任关系这一目标的实现。

提示 2：尽可能线下见面，至少在开始时是这样。之后，关系一旦建立起来，电话、虚拟会面和电子邮件都可以作为面对面讨论或在线会面的补充。

第二次及以后的会面：行动计划

正如在第一次会面上讨论的那样，学习者现在应该为接下来的会面谋划内容。重要的是，要让学生 / 实习生感受到他们自己对目标进展的主人翁意识，以及对这种关系的责任感。有些会面可能是迫于外部压力而设计的，如定期安排的会面，其内容和时间安排都是由计划驱动决定的，这方面的例子包括用于回顾评估、课程进度或过渡阶段的时间安排。然而，大部分计划工作可以由学习者来完成，由他们决定自己的个人目标以及如何实现，包括对幸福感的反思等。这是介绍行动计划概念的机会，也是引导学习者取得自我认同并获得内在动力的机会。学习者可能希望有机会与教练会面，探讨某个具体的问题，比如制订一个研究项目的计划或为考试做准备。又或者目标可能更为广泛或长远，比如成为一名成功的住院医师。然而，笼统而宽泛的表述很难被评估是否已经实现，教练应帮助学习者界定成功的具体方面。

引导讨论的提示：

- 使用积极心理学教练法——讨论优势以及如何利用。
- 询问学习者有哪些目标或他们想要改变什么。
- 询问学习者过去是如何处理某个项目的，以及为什么该策略对他们有效。
- 讨论学习者的舒适区以及他们如何超越舒适区来实现目标。
- 讨论学习者过去所采用的坚持不懈的精神和其他策略。
- 讨论第 2 章所涉及的优秀自适应学习者的技能。
- 介绍 SMART 目标法：具体的、可衡量的、可实现的、相关的和有时限的目标。
- 介绍 WOOP 目标设定法：愿望、结果、障碍和计划。

行动计划

作为与学习者一起制订目标的一部分，另一个有用的工具是行动计划。可以鼓励学习者进行头脑风暴，提出短期和长期目标，将正式的行动计划作为与学员共同开展的一项活动。一起记录想法来制订行动计划，然后给学习者布置“家庭作业”，让他们进一步反思，这可能有助于建立关系和信任。学习者既可以使用专门设计的工作表来逐步完成这一过程，也可以自行制订计划，包括实现具体目标所必需的步骤、每个步骤的时间安排以及如何衡量每个步骤。学习者应明确他们的最终目标，并确定如何才能知道他们在实现目标的短期步骤中取得了成功。学习者应该考虑到所需的资源以及要克服的潜在障碍。作为教练，需要指导学习者制订计划，帮助学习者看到他们的小里程碑，巩固共同完成的出色工作，然后庆祝成功。下一节将讨论目标设定框架，如 WOOP 和 SMART 工具。

学习者的自我评估是所有教练法项目的核心，可以通过反思练习或其他技能（如激励性建议）来指导进行。这种方法使用激励性访谈问题（通常是开放式的）来指导学习者做出具有内在动力的行为改变和（或）应对职业挑战的承诺。教练引导被教练者消除对改变的矛盾心理，并采取积极的行为改变。反思练习则使用开放式引导性问题或一系列有关价值观、态度和行为的李克特（Likert）式量表问题。为这些练习的完成和教练提供专门的时间，可以大幅提高其效用。

目标设定策略

教练可以使用多种策略来帮助学习者完成计划过程。在这些不同的方法中，最重要的是每个目标必须是可实现和可衡量的，这有助于确保朝着改进的方向持续推进。

SMART：具体的、可衡量的、可实现的、相关的、有时限的

这种类型的目标设定会引导学习者完成他们的行动计划。首先，目标要明确、有重点，不要过于宽泛。目标应该是可衡量和可实现的，以保持动力和提高实现目标的机会。“R”可以是相关的，也可以是现实的。教练可以向学习者提出适当的问题，以帮助他们将目标集中在可以实现的范围内。最后，时间会产生动力和紧迫感，把最后期限看作迈向成功的动力[9]。

WOOP 目标设定：愿望、结果、障碍和计划

这种目标设定方式似乎非常适合参加教练法项目的学习者，因为相比于其他方法，它提供的想象练习能增强目标承诺和行为改变。愿望是对学习者很重要的事情，比如“我想成为解剖小组中更好的成员”。结果是学习者的最佳单一结果，如“我想改善与同龄人的沟通”。障碍应该是一些内在的事物，比如克服羞怯或在他人面前讲话时的焦虑感。最后，计划应该是当障碍出现时采取的具体行动。例如，在下一次小组会面上，学习者计划有目的地发言，并提供一个准备好的事例，来帮助下一次上解剖课。WOOP 目标设定已在医学教育中得以实施并开展了相应的研究，它能使麻醉学住院医师以目标为导向的学习得到加强[10]。

机构特定目标

医学院校和住院医师培训项目可以使用教练法来实现机构特定的各种目标（表 5.2）。许多项目的一个共同主题是，在整个培训期间，让教师教练与学习者保持稳定、长期的关系。这种连续性使教练能够跟踪医学生和住院医师的学业进展，并协助发现和及早干预存在的问题[11]。以教练为介导的学业监控如果能与成绩“仪表盘”及协调良好的补救体系相结合使用，将十分有益[12]。同样，医学院的教练法项目通常与临床技能课程整合，让相同的教师教练教授体格检查和临床推理[13]。保持教学的连续性可以提

表 5.2 教练法项目的学校特定目标
跟踪学业进展，促进对不足之处进行早期干预
监控并协助临床技能的培养
检查学习者提供和接受评估反馈的能力
促进职业认同的形成
促进职业规划
使用由学生驱动的个人学习计划
实施幸福感课程

高临床技能教学的标准化程度，并实现胜任力导向学业进步体系。其他项目可能侧重于职业发展，包括提供有效反馈和接受他人反馈的能力。

职业发展包括职业认同的形成，这是一个持续的过程，甚至在被医学院录取之前就开始了。早期有意识地对职业认同的形成进行教练，可以对学习者获得更高层次的职业认同产生积极影响[14]。此外，长程的教练有助于职业规划。通过建立密切的关系，教师教练能够全面了解学习者的目标，并更好地协助他们进行职业选择。同样，长期的教练法关系也能增强医学生和住院医师应用个性化学习计划的能力。通过欣赏式探询，教练可以引导学习者自我确定既符合其价值观又切实可行的个人和职业目标[15]。教练法项目还提供了一种可靠的模式，以确保个人学习计划取得成功所需的责任心和后续行动，这是计划成功的关键[16]。

由于认识到医生的压力和职业倦怠问题日益严重，许多医学院校和住院医师培训项目都实施了以提高幸福感为重点的课程。令学习者不适的大多数驱动因素是组织层面的，但有证据表明，包括正念练习、冥想、瑜伽和自我照护工作坊在内的个体干预措施也是有益处的[17-18]。其他幸福感活动主要强调共同体建设和自我价值感。虽然发展学习者之间的人际关系以及加强学习者的价值观和目的性并不需要教练的参与，但教练可以帮助提升这些行为的效果。尽管有时具有挑战性，但教练仍可以促进不同信仰和背景的个体之间的共同体建设。教师教练还可以通过把学习者视为一个相同的职业共同体的成员与他们进行互动，以此来增强他们的目标感和归属感。

小组课程提示

对于成功开展小组教练而言，营造一个所有人都能相互尊重且安全的空间是绝对必要的[19]。教练必须在小组组建之初就营造这种文化氛围。虽然说明行为准则或要求学习者和教练签署协议书可能会有好处，但让小组自行制订包含期望和目标的章程，可能会更有成效。通过共同协作制订一系列彼此相关的责任条款，能让小组基于相互负责的原则建立起更坚实的基础，而不是仅仅遵守外部规则。由成员自行制订的约定还可以更大限度地激发小组成员对教练法项目的投入。

与任何会议一样，领导者必须确保所有成员的参与。性格不那么外向的人可能会对参与讨论犹豫不决，特别是当其他人直言不讳或话题敏感时。从“破冰问题”开始可以帮助吸引学习者。例如，让每个人说出他们最喜欢的业余活动，并分享他们感恩的事情。教师教练应该使用开放式问题，在开始时就声明：小组成员可能会有不同的观点，但所有观点都很重要。发生分歧时，教练必须随时准备妥善处理，而不是回避问题。在某些情况下，小组成员（包括教练和学习者）之间的争执和个性差异可能会非常大，以至于会破坏整个小组的活力。与冲突中的个体单独接触可能有助于缓解紧张局势，并重新建立关系。因为学习与不同信仰和性格的人合作是成为医生的关键，所以只有在极少数情况下，才可以改变分组。

保密性

建立起相互信任的个人或同伴教练法关系至关重要。必须严格遵守保密性原则，并考虑让参与者签署一份教练协议。教练法项目还必须确保教师永远不会成为被教练者的评估者，并且同伴教练活动应鼓励合作，而非竞争。

纳入反馈意见

反馈是医学培训不可或缺的一部分，但在教练法项目中确有其独特的含义。作为教练，其主要职责是指导学习者通过自我探索从其他渠道获得反馈，而不是直接提供的反馈。教练还可以为学习者提供有价值的指导，因为他们自己也必须学会向同伴、低年资学习者和教师提供反馈。在教练法关系中，有时教练和学习者都必须提供和接受反馈（例如，学习者提供有关教练效果的反馈，或教练向学习者提供有关他们在小组课程中与同伴互动的反馈）。如果教练直接观察学习者的某项表现 / 技能，他们也可能处于这样一种角色，将教练技术与反馈相结合来运用。此外，教练必须了解最佳的反馈方法，以鼓励学习者有效地寻求和吸收可用于教练课程的反馈。学习者通常非常渴望得到反馈，但可能因为害怕批评而未能积极主动地寻求反馈。

提供高质量反馈包括几个关键要素（表 5.3）。反馈应该以目标为重点，并尽可能与学习者的自我评估直接挂钩[20]。学习者通常更愿意接受自我评估对于相关目标的反馈，并且由于这些主题的教练都是针对学习者关注的特定领域，所以其效果会更好。不过，确保自我评估和反馈与课程目标和期望保持一致很重要。反馈也应成为持续改进过程的一部分，并经常及时地提供。当学习者制订改进计划时，教练应设定期望，并在特定的时间点跟进。

寻求和吸收反馈意见也是许多学习者难以掌握，但可以通过教练得以提升的一项技能。与提供反馈一样，教练应期望学生在所有相关的教学情境中主动寻求反馈。教练应强化有效反馈行为的特征（表 5.4）。此外，还应指出并纠正学生在寻求反馈过程中的一些错误，这些错误包括：因担心上级督导者而回避寻求反馈；只在获得积极体验后才寻求反馈；以及只向学习者个人喜欢的督导者寻求反馈[21]。

教练应指导学生如何适当地处理反馈。围绕反馈进行教练的一个方法是由 Sargeant 等于 2015 年开发的 R2C2 模型。该模型分为 4 个阶段：①建立默契和关系；②探索对反馈的反应；③探讨对反馈内容的理解；④通过教练改变表现[22]。所有这些步骤都与一般的教练概念相一致，即强调与学习者建立相互信任的合作关系，并引导他们自我分析和制订自己的改进计划。

表 5.3　有效反馈的特征
目标导向：针对学生重视的结果
可操作性：适合于学生技能水平的具体建议
及时：在表现 / 行为后尽快进行沟通
持续性：结合以前的反馈和所采取的干预措施的后续行动
符合既定的期望

表 5.4　有效寻求反馈的行为特征
在教育关系开始时确认对学生表现的预期
经常征求反馈意见（例如，每次门诊结束时向带教老师征求反馈，在每周住院医师轮转结束时征求反馈）
包括学生或督导者对需要改进之处进行自我评估
在便于进行坦诚讨论的私密环境中征求反馈

接受对自身表现的批评可能很困难，因此学习者必须接受教练来保持开放的心态，并致力于改进。不应将反馈意见视为针对学习者个人的；相反，应该毫无争议地接受它，将其视为对自身表现的一种有效看法。当反馈在事实上有误或与先前的期望不一致时，学习者应寻求明晰的目标。如果只收到积极或模糊的反馈，学习者应分享自己所确定的有待改进的方面，并征求建议。最后，在收到反馈后，学习者应与督导者一起制订一个改进计划，并跟进该计划，同时与他们的教练分享这一计划。

记录保存

会面的记录可用于多种目的：作为强

制性会面的证明、对目标进行长期跟踪，并可以提醒之前的讨论内容。不过，教练必须遵守机构要求和联邦法规。《家庭教育权利和隐私法案》（Family Educational Rights and Privacy Act，FERPA）确保年满 18 岁的学生有权查看其教育档案中的所有信息[23]。教练在记录所有文档时都应该牢记这一点，但也不能因此而放弃记录讨论中的重要信息。通过保持记录的透明度，教练可以提供有用的教练课程记录，并强调反馈过程的重要性。保存学习者无法查阅的记录会带来一些严重的风险。首先，公立机构的学生不可能完全无法获取这些信息，因为他们可以申请信息自由。其次，如果在非安全的地方保留这些记录，如果他人未经学生许可而获取这些信息，则可能会违反 FERPA。最为关键的是，私下留存学习者的相关信息，这种做法会损害彼此间的信任，与教练指导所秉持的基于成长型思维模式开展反馈的理念背道而驰。

结束关系

所有的教练法合作关系最终都会结束。对于在医学院或住院医师培训阶段由同一位教练和学习者配对来说，这种关系会在毕业时结束。在其他项目中，教练仅在学生医学教育过程的某一阶段中进行，教练法关系在该阶段完成时结束。在这些成功的转变中，教练和学习者应该庆祝所取得的成就，反思他们的历程，并讨论未来的目标。除了继续加强重点关注领域的改进工作外，教练还应考虑持续提供建议和支持。

在某些情况下，教练可能会意外离开教练法项目（例如辞职）。在这种情况下，教练应该与学习者会面，讨论他们迄今为止取得的进展和继续关注的目标，并达成共识。教练还应征得学习者的同意，与教练的继任者讨论他们的教练经历，以确保平稳过渡。如果学习者离开教练法项目，教练应与学习者进行退出访谈，表示对学习者的支持，并确定如何在教练法合作关系之外帮助学习者。

在极少数情况下，教练和被教练者之间可能会出现无法调和的分歧，这就需要结束关系。在此之前，应尽一切努力挽救双方的关系。在大多数情况下，经过一对一的讨论，来重新审视教练目标并承认个人差异就足以继续合作。在必要时，教练法项目的协调员等调解人也可以参与这些讨论。只有当所有合理努力都失败后，才应正式结束教练法合作关系。

情景 3

如果有更好的沟通计划，Sam 的困境本可以避免。教练并没有意识到 Sam 正在困境中，直到出现了不及格时才做出反应。孤立无助的 Sam 也没有向可以提供不同观点或能给予提升幸福感策略的人寻求帮助。如果早些时候能通过定期会面建立关系和信任，就可以制订行动计划，以实现一系列预期的目标：平衡幸福感；学习策略，可能包括学习伙伴、时间管理和复习技巧；也许还可以制订个人目标，与其他能够形成支持网络的学生建立友谊。

思考问题

1. B 博士现在可以做什么来改变 Sam 作为一名一年级医学生的经历？
2. 假设 Sam 是一名实习生，而不是一名医学生，从医学院到住院医师的过渡与向医学院的过渡有何相似之处？在这种情况下，教练如何改善她的经历？
3. 你还能想到在哪些情况下可以通过教练来改善学生的幸福感？
4. 何时适合寻求学校其他资源的帮助？

核心要点

教练和学习者之间有效的沟通策略包括：

1. 架构：一个好的教练法项目应具备支持教练和学习者的基础架构。这种架构可以很简单，比如设定会面日期、设定参与的活动和（或）鼓励建立关系的小组会议。会面应该在轻松、安全的环境中进行。
2. 焦点：应有意识地将问题反馈给学习者，并以尊重和非威胁的方式将焦点放在自我发现上。
3. 探索：教练应该提出本章前面讨论的那些开放式问题。
4. 协议：这涉及教练和学习者之间的协议，包括项目目标和关系范围，以及界限和期望。
5. 目标设定：自我反思和学习者与教练之间的沟通将有助于定期回顾目标，并推动学习者实现自我提升。
6. 频率：以有计划、短期、有时间框架的会面中开始双方的关系，并在教练协议中约定会面的频率。随着双方关系的发展，可以重新讨论这一项。

进一步思考的问题

1. 考虑你所处环境的文化特质和实际需求，以此来精准判断哪种教练法项目类型最契合你的需求。借助焦点小组这一形式，或许可以帮助你决定采用一种还是多种教练法类型的组合。
2. 教师发展计划如何才能为你的教练法项目提供最佳支持？
3. 你的项目是否为教练提供了充足的支持资源？如何才能改善这种支持？
4. 定期沟通对教练和被教练者至关重要。如果你是一名教练，你是否会定期与你的被教练者沟通交流？如果你是教练法项目主管，你是否会与你的教练进行沟通？
5. 挖掘改进反馈的机会。思考如何利用反馈循环来改善你与教练的沟通，以及教练之间的沟通，以获得更好的反馈。

注释参考文献

Hauer KE, Iverson N, Quach A, Yuan P, Kaner S, Boscardin C, Fostering medical students' lifelong learning skills with a dashboard, coaching and learning planning. *Perspect Med Educ.* 2018;7:311–31.

介绍并分析了一所顶级医学院成功实施的综合教练法项目。主要作者是公认的医学教育教练。

Lovell B. What do we know about coaching in medical education? A literature review. *Med Educ.* 2018;52(4): 376–390.

对 21 篇论文进行了文献综述，重点关注 3 类教练法干预措施：身心健康与韧性；非技术技能提升；技术技能提升。综述得出结论，教练有效性的最有力证据是在技术技能教学方面。论文呼吁对医学生和医生的教练进行进一步的研究。

Reynolds AK. Academic coaching for learners in medical education: Twelve tips for the learning specialist. *Med Teach.* 2020;42(6):616–621.

这篇文章简明扼要地总结了医学教育教练的关键要素，为从事学术教练的个人提供了实用的建议。

Sargeant J, Lockyer J, Mann K, et al. Facilitated reflective performance feedback: developing an evidence- and theory-based model that builds relationship, explores reactions and content, and coaches for performance change (R2C2). *Acad Med.* 2015; 90(12):1698–1706.

这篇文章概述了一种教练法模型的开发与成效，该模型在院校医学教育和毕业后医学教育中被广泛引用和使用。

参考文献

1. Lovell B. What do we know about coaching in medical education? A literature review. *Med Educ*. 2018;52(4):376–390.
2. Petty GM, Lingham T. Coaching teamwork in the classroom using an innovative team-coaching process. *Nurs Educ Perspect*. 2019;40(2):118–120.
3. Manger T, Thatcher C. A synergy between peer evaluation and student coaching in team-based learning: coach review of peer evaluations improves student acceptance. *Med Sci Educ*. 2020;30:597–600.
4. Malling B, de Lasson L, Just E, Stegeager N. How group coaching contributes to organisational understanding among newly graduated doctors. *BMC Med Educ*. 2020;20:193.
5. Schwellnus H, Carnahan H. Peer-coaching with health care professionals: What is the current status of the literature and what are the key components necessary in peer-coaching? A scoping review. *Med Teach*. 2014;36(1):38–46.
6. Yu TC, Wilson NC, Singh PP, et al. Medical students-as-teachers: a systematic review of peer-assisted teaching during medical school. *Adv Med Educ Pract*. 2011;2:157–172.
7. Parekh K, Benningfield M, Burrows H, et al. Motivational advising workshop: utilizing motivational interviewing theory to facilitate and engage intrinsic motivation to change learners' behavior. *Med Ed PORTAL*. 2018;14:10751.
8. Palamara K, Kauffman C, Chang Y, et al. Professional development coaching for residents: results of a 3-year positive psychology coaching intervention. *J Gen Intern Med*. 2018;33:1842–1844.
9. Lawlor K, Hornyak M. Smart goals: how the application of smart goals can contribute to the achievement of student learning outcomes. *Developments in Business Simulation and Experiential Learning*. 2012:39.
10. Saddawi-Konefka D, Baker K, Guarino A, et al. changing resident physician studying behaviors: a randomized, comparative effectiveness trial of goal setting versus use of WOOP. *J Grad Med Educ*. 2017;9(4):451–457.
11. Osterberg LG, Goldstein E, Hatem DS, et al. Back to the future: what learning communities offer to medical education. *J Med Educ Curric Dev*. January 2016.
12. Hauer KE, Iverson N, Quach A, Yuan P, Kaner S, Boscardin C. Fostering medical students' lifelong learning skills with a dashboard, coaching and learning planning. *Perspect Med Educ*. 2018;7:311–331.
13. Jackson MB, Keen M, Wenrich MD, et al. Impact of a pre-clinical clinical skills curriculum on student performance in third-year clerkships. *J Gen Intern Med*. 2009;24(8):929–933.
14. Cruess SR, Cruess RL, Steinert Y. Supporting the development of a professional identity: General principles. *Med Teach*. 2019;41(6):641–649.
15. Sandars J, Murdoch-Eaton D. Appreciative inquiry in medical education. *Med Teach*. 2017;39(2):123–127.
16. Challis M. AMEE Medical Education Guide No. 19: Personal learning plans. *Med Teach*.200;22(3):225–236.
17. West CP, Dyrbye LN, Erwin PJ, Shanafelt TD. Interventions to prevent and reduce physician burnout: a systematic review and meta-analysis. *Lancet*. 2016;388(10057):2272–2281.
18. Zhang XJ, Song Y, Jiang T, et al. Interventions to reduce burnout of physicians and nurses. *Medicine (Baltimore)*. 2020;99(26):e20992.
19. Reynolds AK. Academic coaching for learners in medical education: Twelve tips for the learning specialist. *Med Teach*. 2020;42(6):616–621.
20. Wiggins G. Seven keys to effective feedback. *Educational Leadership*. 2012;70(1):10–16.
21. Crommelinck M, Anseel F. Understanding and encouraging feedback-seeking behaviour: a literature review. *Med Educ*. 2013;47:232–241.
22. Sargeant J, Lockyer J, Mann K, et al. Facilitated reflective performance feedback: developing an evidence- and theory-based model that builds relationship, explores reactions and content, and coaches for performance change (R2C2). *Acad Med*. 2015;90(12):1698–1706.
23. Family Educational Rights and Privacy Act (FERPA), US Department of Education. https://www2.ed.gov/policy/gen/guid/fpco/ferpa/index.html. Accessed July 26, 2021.

第 6 章

教练法的应用

Ronda Mourad，Archana Pradhan，and Amy Miller Juve

学习目标

1. 讨论教练法所有潜在应用的基础发展原理。
2. 介绍在医学教育连续体学习过程中的 8 个应用场景下如何运用教练法——以培养优秀自适应学习者为目标。
3. 强调成功应用教练法的关键因素——特定的教练法工具和能力。

提纲

本章提要

基于多个科学领域（如积极心理学、行为心理学、动机访谈、动机、成人学习、成人发展和正念）的原理和框架，教练法使被教练者能够采取积极主动的方式，对未来的自我进行展望、设定目标、优化成长并扩展潜力（见第 3 章）。通过利用自身优势，学习创建愿景（想象理想的结果或未来的自我）和目标（实现目标的阶段性步骤），这些愿景和目标都由内在动机驱动，被教练者获得了为个人发展设定方向的能力。随着时间的推移，被教练者在利用自身优势和资源克服挑战和障碍的过程中逐渐形成一种掌控力。所有这些都有助于实现自主学习、积极的变化和成长。

教练法对处于培训连续体的学习者非常有帮助，并且在理想情况下，这种帮助最好能贯穿于他们作为独立从业者的整个职业生涯。通过实践，个人可以掌握教练他人所需的技能，并最终通过自我教练，在多种不同环境下应对任何个人或职业挑战。

引言

教练法旨在帮助指导各个阶段的学习者

以自我驱动的方式，从他们当前的位置达到他们希望达到的位置。该过程鼓励学习者创建与自身优势、核心价值观和长期愿景相关的内在动机目标。尽管医学教育中有关教练法最有力的证据主要集中在技术技能方面，但我们也可以利用现有的教练法模式来指导学习者选择专业、确定研究导师、培养领导力、适应变化、迎接新技术的挑战以及追寻个人身心健康[1]。最有效的教练法关系能为学习者提供一些机会，让他们在一个不受评价和评判影响的私密空间中进行自我反思并探索各种可能性。

本章重点介绍了教练法在培养医学科学领域中优秀自适应学习者方面的具体应用。术语“被教练者”和“学习者”可互换使用，并可适用于职业生涯各个阶段的学习者，包括致力于需要终身学习和持续优化其职业发展的教师。

只要我们遵循教练法的核心原则和框架（图 6.1），就能在培训期间及培训之后的多个场景和职业生涯的各个阶段，最大限度地发挥学习者的潜力并促进其成长。

职业认同形成与职业发展

职业认同的形成是一个不断演变、终身持续的过程，在此过程中，个体将职业的核心价值观、信念和行为内化[2-3]。在整个发展过程中，无论是医学生发展其医生身份，还是教师发展其教育者身份，对各种经历的驾驭和反思都有助于其形成自己的职业身份认同。

教练法作为一种催化剂，可以帮助学习者从他们失败与成功的经历、周围环境以及与他人的互动中汲取意义并收获成长，从而内化为他们正在发展的职业认同。使用职业认同论文（professional identity essay，PIE）中的提示问题，是教练与学习者互动的一种方式，可以帮助学习者促进并评估其职业认同的形成（表 6.1）[4]。

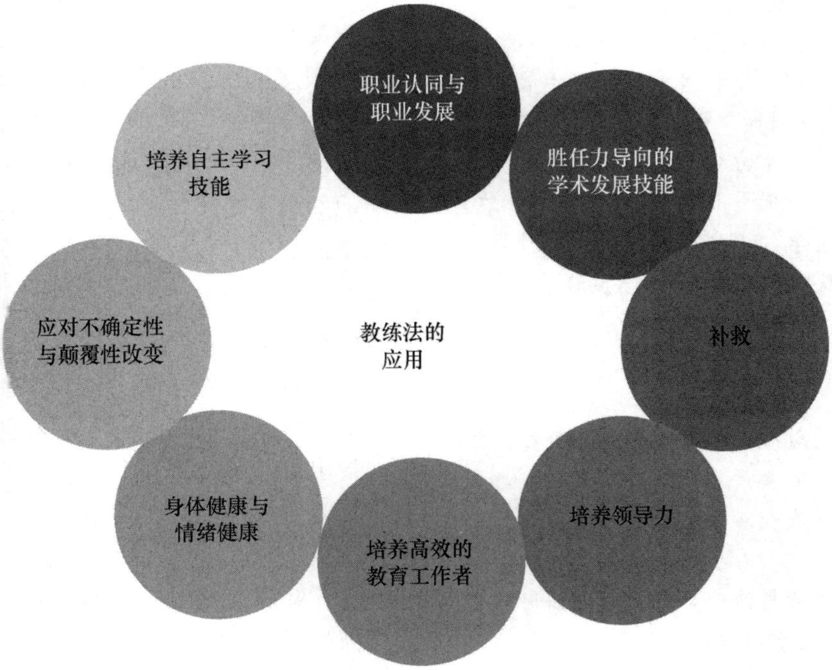

图 6.1　教练法的应用

表 6.1 职业认同论文（PIE）中的提示问题

问题 1：作为医疗行业的一员意味着什么？你是如何理解这一点的？
问题 2：在你努力成为一名正式医生的过程中，你对自己有哪些期望？
问题 3：这个职业会对你有哪些期许？
问题 4：对自己和他者——患者、家人和职业——之间的责任，你经历过或预期会经历哪些冲突？如何解决？
问题 5：如果没有达到自己设定的期望，对你来说最糟糕的后果是什么？
问题 6：如果没有达到患者的期望，对你来说最糟糕的后果是什么？
问题 7：如果没有达到社会对医生的期望，对你来说最糟糕的后果是什么？你是如何理解这一点的？
问题 8：想一位你认为是职业素养楷模的医生。描述你选择这个人的原因，用一个事件或一系列决策或行为模式来说明你的选择。
问题 9：反思你在医学院或社区中的经历，这些经历对于改变你对自己的职业——医生的理解至关重要。

注：修改后用于医学领域，引自 Kalet A，Buckvar-Keltz L，Harnik V，et al. Measuring professional identity formation early in medical school. Med Teach，2017，39（3）：255-261.

情景

Joe 是一名三年级医学生，他在核心见习期——普通外科轮转时，在职业素养方面遇到了困难。他总是迟到，需要经常提醒才能完成作业，且对医院的工作人员不够尊重。在最近的评估中，他在职业素养这一核心能力上的得分低于平均水平。当他的见习主管与他会面讨论他的表现时，告知他需要与一名教练会面，该教练有能力帮助他弥补职业素养方面的不足。Joe 对低于平均水平的得分并不在意，表示他在医学知识方面的表现超出预期，而且他的大多数患者都对他的态度给予了积极的评价。

思考问题

1. 教练和被教练者如何才能以成长型思维模式来进行补救，从而消除耻辱感、最大限度地促进成长，并赋予学习者超越自身挑战的能力？
2. 作为补救计划的一部分，教练如何培育学习者的自主学习和自我激励？
3. 教练法如何帮助学习者探索他们的行为会如何被他人感知，并可能影响与患者的关系？

例如，在上述情景中，三年级医学生 Joe 目睹了他的带教老师和患者之间的一次互动，这让他感到很困惑。带教老师比预约时间迟到了 20 分钟，他匆匆进入诊室，既没有道歉，也没有解释为什么迟到。就诊时间很短且匆忙，Joe 在离开时很沮丧，而且还有很多问题没有得到解答。Joe 犹豫是否要直接与带教老师讨论他所担心的问题，因为他认为他们之间存在固有的等级差距。但与他的教练交谈（教练最好不要扮演评估者的角色），Joe 可以在一个私密且无评判的空间里探讨他的想法，而不必担心潜在的报复或影响与带教老师的关系。

当 Joe 与教练谈论他观察到的情况时，教练可以通过 PIE 中的问题来引导他，帮助他找出可能导致带教老师这种行为的环境因素、职业责任和患者期望。然后，教练可以帮助 Joe 探索他自己的内在动机、价值观和信念，并思考如果他是那位带教医生，他会如何处理同样的情况。

每一次经历，尤其是具有挑战性的经历，都是教练为学习者提供的机会，让他们在一个安全的空间中了解自己未来进入这个行业后在实践时可能感受到的压力和紧张情绪。有时，要帮助学习者消除紧张感，教练可能需要引导他们寻找额外的资源，如导师。保持教练和导师之间的这种区别，可以在教练课程中维持“学习者作为专家”的角色定位。这样，随着时间的推移，学习者就能在思考理想预期、解决问题和冲突方面更好地发挥自主性和自我效能感，同时在必要时，仍能让他们在教练指导之外拥有更多的机会从导师那里寻求外部的专业指导。

胜任力导向学术发展

学术型教练是指被指派来帮助学习者充分发挥自身潜力的人[5]。在医学教育背景下，学术发展的教练通常侧重于教授学习者使用刻意练习策略，以达到毕业后医学教育认证委员会（Accreditation Council for Graduate Medical Education，ACGME）既定的任一或所有核心领域的胜任力水平（包括医学知识、患者照护、人际交往和沟通技能、职业素养、基于系统的实践以及基于实践的学习和改进）。教练可以与被教练者合作制订计划，通过严格的评估和具体的反馈，进行重复性和结构化的实践活动，专注于认知技能的培养[6]。

例如，学术型教练可以与正在准备参加美国医学执业资格考试（United States Medical Licensing Exam，USMLE） 第 1 阶段的学生合作。这些教练可以通过回顾学习者的客观评价和成绩数据，帮助学生找出具体的医学知识缺漏。在回顾这些评价数据时，教练还必须为学习者创造自我评估的机会。教练还需向学习者讲解如 Bloom 分类法等循证框架，并提出问题，如“针对这次考试，你制订的学习策略最接近哪个层次？”，这或许有助于学习者进行自我评估[7]。询问过去的成功经历，如“哪些策略曾对你准备医学院入学考试（MCAT）有帮助？”也可以帮助学习者基于自身优势制订新目标。

除了需求评估之外，教练还可以帮助学习者制订个性化的学习计划，通过基于优势的欣赏式探询和制订具体的、可衡量的、可实现的、相关的和有时限的（SMART）目标（见第 3 章），以克服医学知识方面的不足。通过坚持不懈的练习，利用他们的优势来制订并最终实现切实可行的目标，可以培养学习者的自信心。随着时间的推移，当他们意识到所有成功都是可能的时候，就会产生一种掌控感和自我效能感[8]。

同样的原则也可用于帮助被教练者在其他领域进行学术发展，如临床技能、临床推理、精神运动技能或研究技能（如进行全面的文献检索或以图形方式呈现研究结果等）的培养（第 7 章）。

特定胜任力的补救：重塑补救方法

通过教练，教师和学习者可以将补救工作重塑为一个积极主动、以学习者为主导且基于优势的过程。尽管教练法适用于任一核心胜任力的补救，但本部分将集中讨论职业素养的补救方法。在没有评判的环境中处理不专业的行为对双方来说都极具挑战性。当个体的表现被视为不专业的行为时，人们可能会对他们的个人特质、态度或价值观做出假设[9]。

这些假设可能导致过于简单化或惩罚性的干预措施，进而引发学习者的羞耻感或防御性反应，阻碍其成长和补救。教育者可以通过挑战这些假设来重塑职业素养的补救。这包括认识到具有职业核心价值观的个体有时也可能会表现出不专业的行为，引导学习者确定导致他们行为的环境因素，探索学习者可以用来纠正其态度和行为的优势与资源，通过针对性的教练实施相关教学策略，并承认这个过程本身就是复杂且动态的[9]。

通过自我反思工具和基于优势的欣赏式探询（见第3章），教练可以帮助学习者认清他们的意图与行为（或被他人感知到的行为）之间的差异，以便调和其行为对他人的影响。Peterson 和 Seligman 的“行动价值优势问卷”（values in action inventory of strengths，VIA-IS）就是一个有用的反思工具。麻省总医院内科住院医师职业教练法项目对 VIA 进行了改良（表6.2）[10]，借助反思和自我发现，改良版问卷可以帮助被教练者将其价值观和优势与其职业抱负及长期愿景关联起来。

一个推荐的补救框架是提出关于职业认

表 6.2 Peterson 和 Seligman 的“行动中的价值观”优势量表

	针对每项优势，请圈出“与你相似”的程度 1 = 不像我，10% 或更少；5 = 像我，几乎 100% 的时间都像我
头脑	**智慧与知识**
创造力 1 2 3 4 5	尝试使用新的方法来处理医学问题对你来说至关重要。虽然你并不排斥传统方法，但你喜欢探索其他新颖且有创意的视角。如果有可能找到更有效的方式，你将绝不会满足于按传统方式做事
好奇心 1 2 3 4 5	你对你的患者及其病症感到好奇。你总是不断提问，觉得很多主题和话题都很有趣。你热爱探索和发现，即使当下并无实际用途
热爱学习 1 2 3 4 5	你热爱学习新知识并将其传授给他人。新的医学知识会让你兴奋不已，因为你可以将这些知识融会贯通并传授给他人。无论是在专业领域还是日常生活中，你都能通过学习和教授各种知识来获得乐趣
思想开放 1 2 3 4 5	思考问题并从不同角度审视它们是你的重要特质。你不会轻易得出临床结论，并且在做决策时会考虑他人的意见。当理智表明需要改变想法时，你能够改变主意
视角 1 2 3 4 5	虽然你可能不认为自己很聪明，但你的同事却持这种观点。他们重视你对病例和专业挑战的看法，并向你寻求建议。你看待世界的方式对他人和自己都有意义
心灵	**人性优势**
善良 1 2 3 4 5	你喜欢为他人做好事并具有利他主义精神。你倾向于无私奉献，喜欢社区服务。你觉得帮助患者或同事让你深感满足
爱与被爱的能力 1 2 3 4 5	你重视与患者和同事的亲密关系，特别是那些相互关心的关系。你感到最亲近的人，也正是与你最亲近的人
社交商 1 2 3 4 5	你能敏锐地察觉患者、家属和同事的感受。你知道如何适应不同的社交场合，以及如何让他人感到自在。你能在具有挑战性的临床接诊中保持冷静
勇气	
真实 1 2 3 4 5	你是一个诚实的人，不仅说真话，而且生活和工作的方式也真诚实在。你脚踏实地，不做作；是一个“实在人”。在临床情景下，你倾向于完全坦诚相告
勇敢 1 2 3 4 5	你是一个勇敢的人，不会因威胁、挑战、困难或痛苦而退缩。你不是一个回避挑战的人。即使遭到反对，你也会为正确的事情大声疾呼。你坚持自己的信念，并能从失败中重新振作起来。

（续表）

毅力 1 2 3 4 5	无论遇到什么困难，你都会努力完成自己的工作。无论什么项目，你都会及时"打勾"（完成清单）。你工作时不会分心，会承担责任并从错误中吸取教训，在完成任务时感到满意
热情 1 2 3 4 5	无论你做什么，你都充满激情和活力。你不会敷衍了事。你的职业生涯和每一次临床工作对你来说都是一次冒险。你倾向于激发他人的活力
共同体	**正直的力量**
公平 1 2 3 4 5	公平对待患者和同事是你始终坚守的原则之一。你没有等级之分，给每个人机会，不会让个人感情影响你对他人的决定
领导力 1 2 3 4 5	你在领导力方面表现出色，包括激励患者朝着实现健康目标努力、建立有效的人际关系，处理团队中的冲突以及朝着共同愿景奋进。你通过让每个人都感到自己融入了团队，来维护团队内部的和谐。你能很好地组织活动并确保它们顺利进行
团队合作 1 2 3 4 5	你非常认同自己团队成员的身份。你是一个忠诚和敬业的队员。你总是尽自己的一份力量，并受到共同目标的激励。你为团队的成功全力以赴
克制	
宽恕 / 怜悯 1 2 3 4 5	你富有同情心，会原谅你认为做错事的人。你会给有挑战性的患者和同事第二次机会，并能放下过往的冲突。你的指导原则是仁慈，而不是报复。你的动力源自同理心和洞察力，而不是内疚或恐惧
谦逊 / 谦虚 1 2 3 4 5	你不追求成为众人瞩目的焦点，更愿意让你的成就来说话。你不认为自己与众不同。你不会居高临下，其他人会认可和珍视你的谦虚
谨慎 1 2 3 4 5	你是一位细心、认真的医生，你的选择一贯谨慎且具有战略眼光，着眼于长远。你不会说可能会后悔的话或做可能会后悔的事情
自我调节、自我控制 1 2 3 4 5	你有意识地调节自己的感受和行动，从而保持自我控制的状态。你是一个自律、不冲动的人。你能控制自己的食欲和情绪
超越	
欣赏美和卓越 1 2 3 4 5	你会留意并欣赏生活和工作的各个领域中的美、卓越之处和（或）精湛技艺，从增强功能到自然、艺术、科学，再到日常的患者照护，皆是如此
感恩 1 2 3 4 5	你意识到发生在你身上的好事，并且你不会把它们视为理所当然。从医学生到护士，你都会尽量花时间向他们每个人表达你的感激之情
希望 1 2 3 4 5	你对未来充满期待，并为之努力。你相信你可以相信未来。你相信积极的结果，这有助于你看到他人看不到的可能性和新的行动计划
幽默感 1 2 3 4 5	你善于用幽默的方式与患者相处。为他人带来微笑对你来说很重要。你能够看到所有情况光明的一面，并以此来缓解负面情绪
宗教信仰和精神寄托 1 2 3 4 5	你对宇宙的目的和意义有着坚定且一致的信念。你知道你和你的工作在更大的计划中所处的位置，这为你提供了一个平静的源泉和压力缓冲器。你的信念影响着你的行为，并为你带来安慰

麻省总医院内科住院医师职业教练法项目中采用了 Peterson 和 Seligman 的"行动中的价值观优势量表"的改良版。改编自 Palamara K，Kauffman C，Stone VE，et al. Promoting success：a professional development coaching program for interns in medicine. J Grad Med Educ，2015，7（4）：630-637.

同培养方面的开放式问题，以激发关于职业素养的讨论（表 6.3）[11]。将羞耻感或污名化降到最低，并在教练时表现出同理心，是至关重要的。鼓励被教练者制订与他们的核心价值观、期望和内在动机相关联的目标（而不是仅仅关注外部的强制性规定或惩罚性目标）是真正实现可持续改变的关键。此外，以这种方式帮助学习者设计目标，可以激励他们努力超越最低要求，最大限度地发挥他们的成长潜能，并最终掌握指定的能力。

领导力培养

虽然在医学教育领域中有关领导力培养的教练法模型并不多见，但在医学教育全过程中，通过教练法培养所有学习者的领导力，对于改善患者状况以及医疗保健机构的成效至关重要[12]。美国医学会（American Medical Association，AMA）加速医学教育变革联盟（Accelerating Change in Medical Education Consortium）所制订的医学院领导力课程的关键原则，与教练法的理念不谋而合：①领导力始于对自我和领导力价值观的理解；②领导力在于激发和引导变革；③领导力是关于指导团队并促进彼此之间责任感的[13]，因此可以用作开展教练对话的切入点。

未来的医生必须担任正式和非正式的领导角色，因此需要培养诸如执行力、沟通和人际关系、情绪智力以及时间和团队管理等各种技能。可以使用 Clifton Strengths Finder、Myers-Briggs 或 Thomas-Kilmann（图 6.2）[14] 等工具作为框架，帮助学习者和崭露头角的教师领导者认识到他们的个人领导风格，以及如何在整个系统中更好地利用他们的个人风格来管理变革或解决问题。此外，Kane-Baltes 领导力自我效能感调查问卷是专门为衡量作为团队领导者的自我感知能力而开发的[15]。这些工具提供的客观个体化数据可用于教学和评估 ACGME 多个（即便不是全部）胜任力中的的领导力技能。

培养有成效的教育工作者

教练法适用于从医学生到执业医师的各个阶段教育工作者的培养。教学技能可以通过非正式的社会学习互动（如同行之间的教练）或通过更正式的教育工作者培训（使用结构化的教练–被教练者配对）来培养。

社会学习机会（例如实践共同体内的经历）可以成为经验丰富和有抱负的教育工作者在协作、非正式和自主的环境中共同发展和完善技能的一种手段。在实践共同体中，

表 6.3 使用有关职业认同的开放式问题来激发关于职业素养的讨论

问题 1：在你的医学职业生涯中，你想达成哪些职业目标？
问题 2：在你的医学职业生涯中，你想达成哪些个人目标？
问题 3：哪些理想的医生特质吸引你投身医学事业？在这些特质或价值观中，你已经效仿了哪些？还有哪些是你正在努力去实现的？
问题 4：在你的职业生涯中，哪些你掌控的因素可以帮助你实现这些目标？你可以利用哪些优势来达到这些目标？哪些你掌控的因素可能会阻止你实现这些目标？
问题 5：持续的不专业行为是如何影响患者诊疗或其他专业结果的？

改编自 Iserson KV. Talking about professionalism through the lens of professional identity. AEM Educ Train，2018，3（1）：105-112.

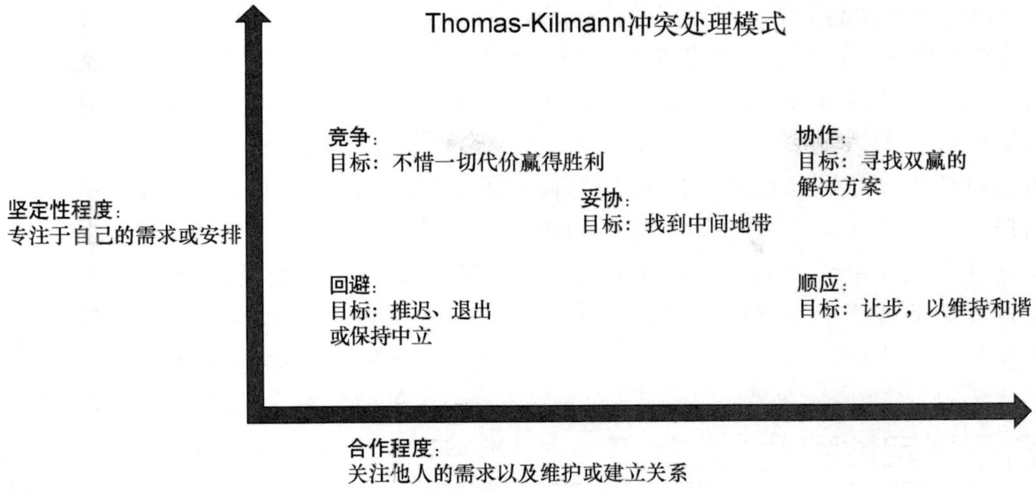

图 6.2 Thomas-Kilmann 冲突模型

描述了个人在冲突中的主要行为方式。虽然一个人可能更偏向于某一种模式，但不同的模式可能在不同的情境下更有用，这取决于具体情况，包括其他相关方正在使用哪种模式或可用的资源（改编自 Thomas K W. Conflict and conflict management. In：Dunnette M D. Handbook of industrial and organizational psychology. Chicago：Rand McNally，1976：889-935.）

教练和被教练者的角色可能是动态的，尽管一个人可能担任某项技能的教练，但他可能也会是不太熟练的某项技能的被教练者。同样，可以使用“R2C2”（关系、反应、内容、教练）[16]、同行评估复盘工具[17]或斯坦福大学教师发展计划的教学效果框架[18]等工具，为希望改进其实践的教育工作者提供同行观察和教练。

医学教育中的一个新兴做法是开发正式的教练法项目，来培养新手教育工作者的教学实践能力。这些计划由专业协会（如急诊医学住院医师指导委员会）或机构或学校层面主办，也可能嵌入某个部门或科室中。在更正式化的项目中，教练会接受专门的培训，学习如何随着时间的推移对长期配对的教练-被教练者开展教练工作。

身心健康

医生的身心健康对患者治疗效果和医疗保健系统的影响正受到越来越多的关注。医学教育联络委员会（Liaison Committee on Medical Education，LCME）和 ACGME 等认证机构要求各个培训项目帮助学习者培养支持和管理自己身心健康的技能。到目前为止，我们已经概述了教练法在学术上的众多应用，但教练法工具和框架对于培养积极主动的自我保健和健康行为改变也很有用。

研究表明，针对医生的职业教练法项目可以减轻情感耗竭和职业倦怠的症状，提高韧性和职业幸福感[10，19-20]。在维持现状的过程中，始终将身心健康放在首位，可使被教练者具备信心和工具，在压力增大时也能茁壮成长，甚至可以为他们的患者和同事树立榜样。当学习者掌握了在个人生活中做出有效改变所需的技能时，他们就建立起了创造性解决问题的能力，并随着时间的推移，逐渐培养出韧性和自我效能感。

当被教练者感觉身体健康、精神饱满时，他们就有更强的能力应对生理和心理上的挑战，如在医生培训及职业生涯中不可避免会遇到的失落和悲伤等情况。

随着时间的推移，通过坚持不懈的练习，被教练者可以建立一个个性化的“工具箱”和可持续发展的框架，以便在面临挑战时仍能茁壮成长，并提升长期的韧性。坚持练习正念、自我发现和自我共情，使学习者能够以成长型思维模式面对个人和职业挫折，包括医疗差错或意料之外的患者不良结局。练习正念还可以提高一个人在情绪最高涨和风险最大的时候，增强自我认知和自我调节能力，最终培养出更优秀的情绪智力（见第 3 章）。

应对不确定性和颠覆性改变

在个人面临压力和身处快速变化的时期，保持身心健康可以为学习者更有效地应对职业生涯中的不确定性和变化做好准备。就个人经历而言，不确定性无处不在，特别是在医学领域，不确定性更是与生俱来的，受训者和主治医生在患者诊疗中经常面临诊断或治疗方面的不确定性。此外，受训者还需要频繁地适应变化，如在与新的医学生、住院医师和工作人员团队一起轮转时；在不同学科之间转转时；从住院部转到门诊这种场所的交替；有时甚至要在轮转的第一天，就在从未经历过的新环境或新科室值夜班——所有这些都是本科医学教育中的常规遭遇。

随着住院医师每 2 ～ 4 周在不同的亚专科轮换，他们每次进入责任和自主权不断增加的新角色（从实习生到低年资和高年资住院医师、住院总医师或专科培训医师，最终成为独立执业医师）时，面临的不确定性也在增加，这种需要迅速转换角色的预期也会一直持续下去。当然，独立执业的医生在接受新机构的工作、转变为管理或领导角色、经历所在机构领导层的变动、适应医院政策或编码规定，以及可能改变他们职业轨迹的个人和家庭经历时，也同样面临着不确定性。

冒名顶替者现象（在文献中也被称为冒充者症状、冒充主义或冒充者综合征）在成绩优异者或高度完美主义者（包括医生和健康科学受训者）中并不少见，并且可能与心理压力[21-22]或职业倦怠[23]有关。虽然自我怀疑不同程度地影响着医生，但它并不局限于医学培训期间的经历，事实上，它可能发生在职业生涯的任何阶段[24]。过渡到一个新角色会带来一定程度的不确定性，可能会产生自我怀疑和对失败的恐惧。

在早期阶段，教练会教授学习设定目标的技能，以适应并主动寻求变化，并帮助学习者将注意力从不可控因素转移到可控因素上。经验丰富的教练会鼓励学习者以专注欣赏、富有创造力以及秉持成长型思维的方式，将每一次挑战都视为掌握新技能的机会。积极的改变经历最终将使被教练者掌握个性化的自我安抚技巧，从而欣赏失败，从失败中学习（而不是害怕失败），并在成功的道路上不断成长。

用创造力、好奇心和探索新可能性的方式去应对不确定性，可以帮助我们对抗冒名顶替综合征带来的焦虑和消极的自我对话。同样重要的是，教练要支持学习者在感到失败或犯错时进行自我共情。随着时间的推移，学习者通过教练培养出的自我发现、应对技巧、自主性和自我效能感，会帮助其在经历环境转变、面临不确定性或身处不稳定状况时，保持内在的掌控力。

培养自主学习和适应变化的能力

医学正以前所未有的速度变化。因此，人们越来越强调培养优秀自适应学习者（MAL），他们能够识别和弥补自己在知识和技能方面的不足。过去，大多数学习都依赖于“灌输法”，即“专家”向“新手”传授知识。在灌输法中，学习者是学习过程中的被动参与者，他们的学习活动完全由老师主导。

而教练法则旨在于将知识获取的责任从老师转移到学习者身上；由学习者来确定他们自己需要了解的知识，以及相关的学习策略和资源。教练通过促进信息丰富的自我评估、提供个性化的表现反馈，并在学习者制订为实现学习目标而需采取的具体且可行的步骤时充当其资源，来支持 MAL 以及这种自主学习过程。

我们从以前的文献中了解到，没有指导的自我评估可能并不准确[25]。然而，有指导的或信息丰富的自我评估——学习者收集并分析内部和外部数据源，并将其与标准进行对比的过程——可以更准确地评估技能和知识[26]。教练在培养学习者开展信息丰富的自我评估所需技能方面发挥着关键作用。

如前所述，医生和正在接受培训的人可能会经历冒名顶替综合征。通过培训学习者掌握信息丰富的自我评估的技能，教练可以帮助学习者提高自我评估的准确性，而这种“现实检验”是消除冒名顶替者症状的关键步骤。虽然随着时间的推移，教练的角色会随着学习者能力的变化而变化，但他们将帮助学习者确定数据源的有效性和适用性，以及学习者对所收集数据解读的准确性。最终，学习者将掌握成为 MAL 所需的技能，从而能够自主引导自己的学习。

核心要点

1. 当目标源于与个人价值观和长期愿景相关联的内在动机时，教练法最为有效。
2. 教练法在解决各种个人和职业目标方面都很有效，从身心健康到具体的职业技能发展。
3. 当由项目领导者提出要求时，例如在核心能力的补救方面，若教练能引导被教练者发掘其核心价值观、优势和抱负，并将它们与职业目标相联系，则教练工作最为有效；这些目标仍然由学习者驱动，但在教练的指导下进行。
4. 教练可以帮助学习者培养终身自主学习的技能，助力他们成长为 MAL。

进一步思考的问题

1. 在本章讨论的应用中，需要哪些资源来培训一位高效的教练？
2. 当被教练者在不同的学习场所（例如从课堂到各种临床环境）之间转换时，需要哪些资源来支持教练法实践？
3. 教练如何在强调培养学习者成长型思维模式的同时，营造优先考虑质量和安全结局的文化？

注释参考文献

Kalet A, Buckvar-Keltz L, Harnik V, et al. Measuring professional identity formation early in medical school. *Med Teach.* 2017;39(3):255–261.

Kalet 等展示了职业认同论文（PIE）这一工具与既定道德推理衡量方法之间的相关性。PIE 的数据可以与医学生分享，作为促进他们职业认同形成的一种潜在手段。

Mangrulkar RS, Tsai A, Cox SM, et al. A proposed shared vision for leadership development for all medical students: a call from a coalition of diverse medical schools. *Teach Learn Med.* 2020 May 2:1–8.

Mangrulkar 等讨论了所有医学生领导力发展的重要性，并提供了将领导力培训纳入医学教育的工具和建议框架。

Moore M, Jackson E, Tschannen-Moran B, eds. *Coaching Psychology Manual.* 2nd ed. Philadelphia: Wolters Kluwer; 2016:71–92.

Moore 等为教练法中使用的原则和框架及其背后的科学原理提供了一本手册。这本实用指南展示了如何将特定的教练技能和工具应用到各种不同的教练法场景中。

Palamara K, Kauffman C, Stone VE, et al. Promoting success: A professional development coaching program for interns in medicine. *J Grad Med Educ*. 2015;7(4):630–637.

Palamara 等介绍了他们运用积极心理学的原理为医学实习生开发循证的职业发展教练法项目的经验。他们的研究结果强调了学习者对这类项目的积极反应，以及为教练法开发和提供持续培训的必要性。

Reynolds AK. Academic coaching for learners in medical education: twelve tips for the learning specialist. *Med Teach*. 2020;42(6):616–621.

Reynolds 利用多学科文献和他作为教育工作者的经验，为其他医学教育工作者提出了 12 项关于培养教练能力的建议。这些建议帮助读者将学习者定位为自身学习的专家，旨在支持并促进终身学习。

参考文献

1. Lovell B. What do we know about coaching in medical education? A literature review. *Med Educ*. 2018;52(4):376–390.
2. Cooke M, Irby DM, O'Brien BC. *Educating Physicians: A Call for Reform of Medical School and Residency*. San Francisco: Jossey-Bass; 2010.
3. Bebeau MJ, Monson VE. Professional identity formation and transformation across the lifespan. In: McKee A, Eraut M, eds. *Learning Trajectories, Innovation and Identity in Professional Development*. Dordrecht, Netherlands: Springer; 2012:135–162.
4. Kalet A, Buckvar-Keltz L, Harnik V, Monson V, Hubbard S, Crowe R, Song HS, Yingling S. Measuring professional identity formation early in medical school. *Med Teach*. 2017 Mar;39(3):255–261.
5. Deiorio NM, Carney PA, Kahl LE, Bonura EM, Juve AM. Coaching: a new model for academic and career achievement. *Med Educ Online*. 2016;21(1):33480.
6. Ericsson KA. Deliberate practice and the acquisition and maintenance of expert performance in medicine and related domains. *Acad Med*. 2004;79(10 suppl):S70–S81.
7. Reynolds AK. Academic coaching for learners in medical education: twelve tips for the learning specialist. *Med Teach*. 2020;42(6):616–621.
8. Moore M, Jackson E, Tschannen-Moran B. *Coaching Psychology Manual*. 2nd ed. Philadelphia: Wolters Kluwer; 2016:71–92.
9. Lucey C, Souba W. Perspective: the problem with the problem of professionalism. *Acad Med*. 2010 June;85(6):1018–1024.
10. Palamara K, Kauffman C, Stone VE, et al. Promoting success: A professional development coaching program for interns in medicine. *J Grad Med Educ*. 2015;7(4):630–637.
11. Iserson KV. Talking about professionalism through the lens of professional identity. *AEM Educ Train*. 2018;3(1):105–112.
12. Rotenstein LS, Sadun R, Jena AB. Why doctors need leadership training. *Harvard Business Review*. Oct 17, 2018.
13. Mangrulkar RS, Tsai A, Cox SM, et al. A proposed shared vision for leadership development for all medical students: a call from a coalition of diverse medical schools. *Teach Learn Med*. 2020 May 2:1–8.
14. Thomas KW. Conflict and conflict management. In: Dunnette MD, ed. *Handbook of Industrial and Organizational Psychology*. Chicago: Rand McNally; 1976:889–935.
15. Chao C, Wooten K, Spratt H, et al. Integration of leadership training for graduate and medical students engaged in translational biomedical research: examining self-efficacy and self-insight. *J Clin Transl Sci*. 2018;2(1):48–52.
16. Sargeant J, Lockyer J, Mann K, et al. Facilitated reflective performance feedback: developing an evidence- and theory-based model that builds relationship, explores reactions and content, and coaches for performance change (R2C2). *Acad Med*. 2015;90(12):1698–1706.
17. Saylor JL, Wainwright SF, Herge EA, Pohlig RT. Peer-assessment debriefing instrument (PADI): assessing faculty effectiveness in simulation education. *J Allied Health*. 2016;45(3):e27–e30.
18. Mintz M, Southern DA, Ghali WA, Ma IW. Validation of the 25-item Stanford Faculty Development Program Tool on clinical teaching effectiveness. *Teach Learn Med*. 2015;27(2):174–181.
19. Dyrbye LN, Shanafelt TD, Gill PR, et al. Effect of a professional coaching intervention on the well-being and distress of physicians: a pilot randomized clinical trial. *JAMA Intern Med*. 2019;179(10):1406–1414.
20. McGonagle AK, Schwab L, Yahanda N, et al. Coaching for primary care physician well-being: A randomized trial and follow-up analysis. *J Occup Health Psychol*. 2020;25(5): 297–314.
21. Henning K, Ey S, Shaw D. Perfectionism, the imposter phenomenon and psychological adjustment in the medical, dental, nursing, and pharmacy students. *Med Educ*. 1998;32(5):456–464.
22. Oriel K, Plane MB, Mundt M. Family medicine residents and the impostor phenomenon. *Fam Med*. 2004;36(4):248–252.
23. Villwock JA, Sobin LB, Koester LA, Harris TM. Impostor syndrome and burnout among American medical students: a pilot study. *Int J Med Educ*. 2016;7:364–369.
24. LaDonna KA, Ginsburg S, Watling C. Rising to the level of your incompetence:" what physicians' self-assessment of their performance reveals about the imposter syndrome in medicine. *Acad Med*. 2018;93(5):763–768.
25. Eva KW, Cunnington JP, Reiter HI, et al. How can I know what I don't know? Poor self assessment in a well-defined domain. *Adv Health Sci Educ Theory Pract*. 2004;9(3): 211–224.
26. Mann K, van der Vleuten C, Eva K, et al. Tensions in informed self-assessment: how the desire for feedback and reticence to collect and use it can conflict. *Acad Med*. 2011;86(9):1120–1127.

第 7 章

以提高表现为目标的教练法

Indira Bhavsar-Burke，Rishindra M. Reddy，Maya M. Hammoud，and Kimberly D. Lomis

学习目标

1. 用教练法技能帮助学习者提高临床推理能力。
2. 阐述临床推理与培养 MAL 之间的关系。
3. 识别何时需要专业知识内容施练 MAL。
4. 介绍教练法在改善操作情境中的表现以及提升认知、技巧和沟通技能方面的应用。

提纲

本章提要

本章介绍了教练法在提高临床推理能力和支持培养 MAL 方面的作用。我们回顾了临床推理的理论框架，包括通过教练法得以提升的临床推理能力的具体领域。最后，我们概述了专业知识内容在操作情境施练中的运用，涉及认知技能、技术表现和沟通技能等方面。

引言

教练法是一种在学习者整个职业生涯中对其进行长期引导的有用工具。其对于自我意识和内在动力的关注是其持续成功的关键，它可以确保学习者能够根据总体愿景优先把握机会并实现职业发展。随着医学教育格局的变化，学习者不得不更频繁地适应新环境和医疗领域的进展，培养学习者适应变化的能力变得至关重要。MAL 拥有能够通过学习持续改进的必要技能。MAL 模型是一种元认知方法，是通过自我反思和自适应练习来促进学习，推动学习者取得成功，本书的第 2 章更详细地讨论了这一点。MAL 使用以提高表现为原则的迭代调整框架，以缩小医学知识、患者诊疗和临床决策方面存在的差距。他们采用基于谦逊的探询、最佳可用证据、团队合作、激励、沟通和反馈的系统学习方法。在临床推理和技能发展方面的坚实基础，使MAL能够在临床实践中主动应对各种挑战。

教练法可以帮助学习者确定需要改进之处，使他们能更好地识别持续技能发展的机会。医学教育中的提升表现的教练法与职业发展教练法有着本质的不同。这是一个周期性的过程，与Cutrer等所描述的MAL模型如出一辙[1]。它在很大程度上依赖于刻意练习，在这个过程中，人们会格外关注重复性练习、反思和未来目标的确定。提高学习表现的教练法依赖于专业知识的作用——在这种情况下，教练必须具备他们打算用于学习者培养的技能，这样教练法才会有效。

在本章中，我们将讨论临床推理在培养MAL中的重要意义，以及教练法在为强大的临床推理技能奠定基础方面的作用。我们还讨论了教练法在外科领域中表现和技能提升的应用，来提高技术表现和沟通技能。

情景

AB是一名普通外科第一年住院医师，他接到会诊通知，要去看一名因胆源性胰腺炎被收入内科病房的45岁女性患者。患者病情好转后出院，但后来因复发再次入住重症监护室。AB正确地指出患者最终需要进行胆囊切除术，但他没有认识到，如果患者出院后没有跟进治疗，仍有胆囊炎复发的风险。AB忘了将这一点告知患者，也没有将其记录在电子病历的出院建议中。

思考问题

1. 如何通过教练法帮助AB认识到这个错误并防止今后再次发生？
2. 提高临床推理能力能否减少这类错误？

从MAL的角度理解临床推理

迭代学习是MAL的核心目标。发展推理技能和深思熟虑的医疗决策对于促进自适应学习是必要的，而对于学习者来说，运用特定的教育理论是强化推理技能和医疗决策的最佳方式。为了阐述临床推理的作用以及在表现教练法中对专业知识的需求，本章将简要介绍这些理论。事实证明，在教练法过程中与学习者公开讨论这些理论可以提高他们的自我意识，并对他们在临床中的表现有帮助[2]。

双过程理论

双过程理论源自心理学文献，用以帮助解释临床医生如何做出医疗决策。这一理论因丹尼尔·卡尼曼（Daniel Kahneman）的《思考，快与慢》一书而广受欢迎。决策是通过两个被称为系统1（快速思考）和系统2（慢速思考）的认知途径做出的[2]。

系统1是直观且自动化的，专家们大部分时间都是通过系统1对临床病例进行推理。他们迅速分析情况，并利用疾病脚本（illness script）和已有的医学知识，将当前状况与过去经验进行比较。相比之下，系统2更具逻辑性和分析性，新手在处理临床病例时，大部分时间都会采用系统2进行推理。在具体情境中，考虑病例所采用的途径取决于学习者此前的经验。

准确恰当的诊断与临床处理依赖于两个系统之间充分且频繁的转换。MAL使用系统2来检查他们通过系统1得出的诊断。在临床推理和决策过程中，如果未能认识到系统1和系统2的作用，往往会导致诊断错误，如初步锚定偏见。理解双过程理论能使学习者以提高临床表现、解决问题的技能以及发展临床专业知识为目标来处理临床病例。

认知负荷理论

认知负荷理论是临床推理和问题解决技能相关概念的核心所在。它指的是学习者在特定时间内工作记忆中可用资源的数量。一般来说，个体可以在其工作记忆中处理7±2个项目，但其长期记忆基本上是无限的。此外，从长期记忆中检索信息是轻而易举的，依赖工作记忆则存在各种限制，如处理速度和整体容量等[3]。

随着学习者从新手转变为专家，他们可以在工作记忆中以疾病脚本的形式协调更多信息。这使得学习者能够处理越来越多的临床信息，而不会使工作记忆不堪重负，并能够利用过去的经验来为当前的决策提供依据。

临床实践中的决策往往很复杂——它要求学习者批判性地评估各种情况，并根据现有的最佳证据来调整他们的决策。认知负荷理论是培养 MAL 非常重要的考量因素，它能让学习者在做出重要医疗决策时能够考量更广泛的临床数据。

刻意练习理论

刻意练习的概念是新手成为专家的基础。它主要关注专业技能的培养，这一理念建立在这样一种信念之上：专家是通过长时间反复且刻意的练习造就的。不难看出，“刻意练习”这一概念是如何应用于医学培训的，毕竟医学培训是建立在医学院校以及住院医师培训期间多年广泛的学习和实践应用基础上的[4]。

刻意练习理论认为，仅凭经验不足以造就专家。专家的产生不仅仅是通过重复某项特定技能，而是通过对该技能各个组成部分进行重复性的刻意练习，并结合表现反馈来实现的。这在技术和程序化教练以及复杂的医疗决策中变得越来越重要。刻意练习和专业技能的培养在很大程度上依赖于自我反思的反馈回路，而这一回路是形成 MAL 的核心所在。它促进了终身学习的模式；刻意练习造就的专家能够在其职业生涯中进行迭代调整以适应变化，即便面临医疗进步和医疗保健系统内部的种种变革时也是如此。

图 7.1 为教练提供了一个示意图，可与学习者分享。该图概述了在医疗决策以及技术技能提升方面刻意练习和能力发展的过程。教练可以让学习者参与刻意练习，以培养自我意识，并激发个人提升的动力。

提高临床推理能力的教练法

自主学习是 MAL 模型中的一个固有概念。当个人能够识别并制订目标以弥补这些知识差距、提高自己的能力，并反思这一过程以发现更多潜在的进步空间时，自我学习就能取得成功。然而，在许多情况下，学习者并不具备确定自己需要改进之处的能力。在这种情况下，无指导的自我评估不太可能对学习者有益，他们最终可能需要内容专家的反馈来确定潜在成长领域。

教练法是一个高度个性化的过程，既取决于学习者的资质，也取决于教练的技能和经验。成功的教练法关系需要双方的承诺以及对学习者目标的相互理解。当学习者难以制订目标或无法识别需要改进之处时，具有专业内容知识的教练可以弥补这一差距。专业内容知识使教练能够准确地定位学习者的潜在改进领域，并使他们能够作为一个团队来设定目标。这在教练医疗决策、手术或技术技能以及沟通方面特别有用。

研究表明，对于那些在临床表现和复杂医疗决策方面有困难的学习者，教练具备专业内容知识是至关重要的[1]。一般来说，具备专业内容知识的专家有能力找出学习者需要改进之处，这些地方通常出现在以下 5 个领域之一：数据收集、问题表征、假设生成、知识组织或评估与治疗（图 7.2）。为了

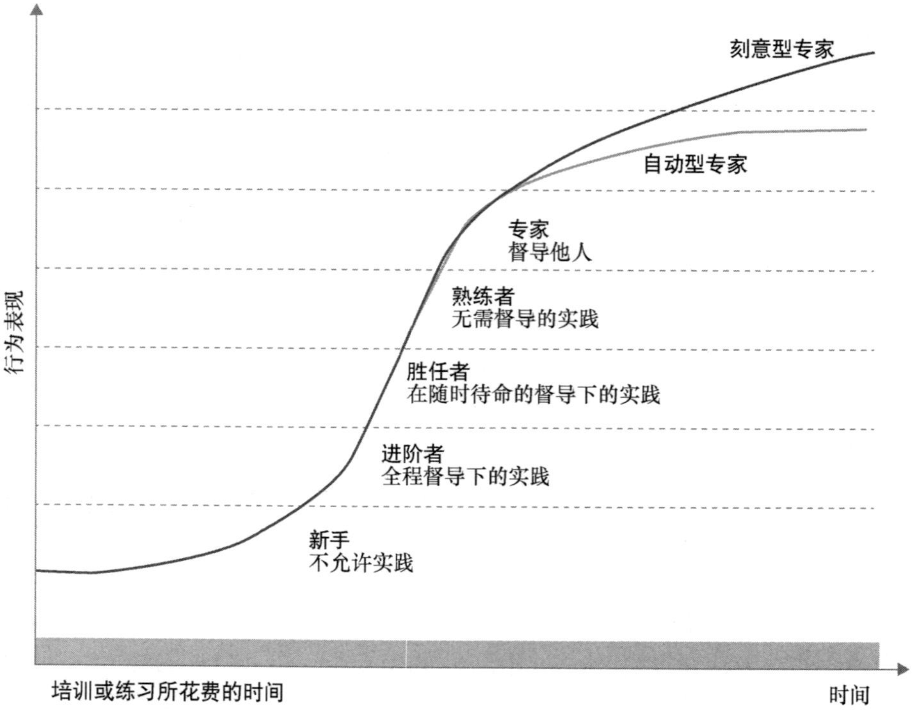

图 7.1 通过刻意练习培养 MAL 的临床推理和行为表现能力

Kalet A，Pusic M. Defining and assessing competence. In：Kalet A，Chou C. Remediation in medical education. Boston：Springer，2014：3-15.

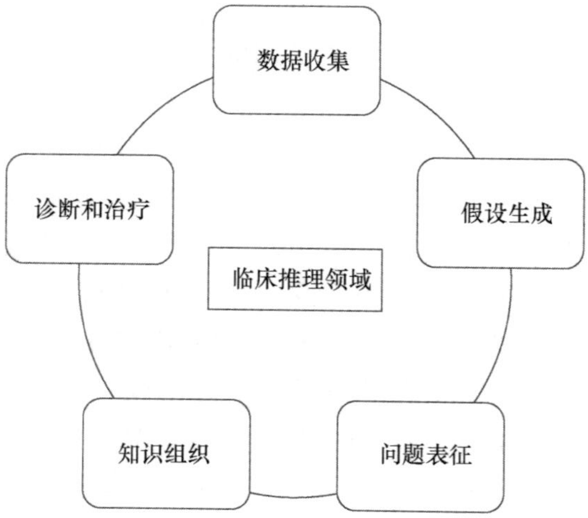

图 7.2 临床推理领域

使教练法成功，在实时临床环境中对学习者进行充分的观察至关重要，这样才能适当地发现学习者的不足之处。

数据收集

无法在床旁收集信息和（或）使用适当的沟通渠道收集数据的学习者，可能会在临床表现方面遇到困难。需要在数据收集方面寻求教练的初级学习者，其问题通常表现在他们进行的是无重点的问诊，而非基于假设驱动的问诊；学生们可能会在临床接诊时随意提问，而没有针对具体的鉴别诊断来提问。在数据收集方面有困难的高级学习者，可能无法与其他服务部门进行有效沟通。这通常表现为缺乏何时请求会诊的意识，或者无法认识到在特定临床场景中更新护理记录和夜间临床事件的重要性。在浏览电子病历（electronic health record，EHR）时面临挑战也很常见。学习者可能难以根据特定患者的情况并综合 EHR 中的数据，或者可能会被 EHR 中保存的大量历史数据所淹没。这些困难通常表现为效率和组织方面的问题。

在很多方面，数据收集是做出医疗决策的基础。如果没有具备专业内容知识专家的直接观察和反馈，许多学习者无法将数据收集作为一个潜在改进的领域。幸运的是，教练可以使用各种工具，通过持续的刻意练习来逐步提高这项技能。通过教练，学习者在临床接诊前进行鉴别诊断的练习，可以提高他们的数据收集技能，使他们能够根据最有可能的病症来确定问诊的内容。要求学习者报告不超过 5 个客观数据点（如实验室检查或影像学检查结果）的有限列表，有助于针对性地收集数据，并使学习者能够更容易地识别出关键信息。

数据收集也是培养 MAL 所需的一项技能，它不仅在临床实践中很有用，而且对学习者的个人成长和进步也有帮助。MAL 通过分阶段（计划、学习、评估和调整）的信息考量，来培养批判性思维能力。数据收集在 MAL 培养过程的计划阶段尤其重要。在此阶段，学习者可以根据他们的个人经验，来确定学习的机会，以弥补潜在的知识差距。这通常是通过深思熟虑的提问来完成的，学习者会从不同的角度审视各种情境。刻意练习可以提高数据收集能力，最终将有助于改善临床表现和个人对成长领域的认知能力。

问题表征

问题表征指的是识别临床情景关键特征的过程。一般而言，它指的是学习者识别患者身份、患者的病程以及患者最可能患的疾病或表现出的临床综合征的能力。只有当学习者能够充分收集数据时，才能成功地进行问题表征。在问题表征方面存在困难的初级学习者可能不具备区分重要细节和无关细节的能力，他们常被认为是“只见树木，不见森林”。在问题表征方面有困难的高级学习者可能了解哪些客观数据具有临床意义，但缺乏将这些信息与临床综合征联系起来的必要技能。

问题表征要求学习者对他们在临床实践中实时获得的信息进行优先级排序。这需要持续不断地重构问题表征，这是一种在教练法中常用的训练方式，以提高该领域的临床表现。学习者必须认识到，问题表征是“流动”的，并且随着新信息的发现而改变。当学习者根据更多的客观数据重新评估临床情景时，就会改变问题表征。例如，当患者入院时，问题表征会随着患者从急诊室转到病房的转变而变化，以及根据患者在整个住院期间的病情发展轨迹而再次变化。教练应鼓励学习者在每次查房讨论时，都对患者情况进行一句话总结式的更新，以促进问题表征的重构并防止锚定偏差（anchoring bias）。

在许多方面，问题表征类似于 MAL 的迭代学习过程。一旦学习者确定了知识差距，他们就必须确定解决这些差距方法的优先级次序。要做到这一点，学习者必须做好准备，在获得新信息时加以考虑，并根据持续的需求评估来重新安排学习的优先级。

假设生成

一旦学习者具备适当收集数据并描述其重要性的能力，他们就必须在其临床经验的框架内分析这些数据，以生成一份鉴别诊断清单。假设生成在很大程度上依赖于双过程理论，该理论阐述了非分析性和分析性临床推理之间的相互作用。在假设生成方面存在困难的初级学习者可能无法识别常见疾病的典型表现。同样，他们可能更关注不常见疾病的常见表现，而不是常见疾病的不常见表现。在假设生成方面有困难的高级学习者可能会表现出不恰当的锚定偏差或过度依赖于模式识别，在考虑临床病例时忘记在系统 1 和系统 2 之间切换。

教练法是解决假设生成不足的一种有效方式。提升假设生成能力的方法包括经常提出临床方面“如果……会怎样”的问题，以思考新信息如何改变现有的临床情况。当教练学习者去思考患者特征或症状的变化如何影响潜在诊断时，假设生成能力就会得到提升。教练要提出“如果……会怎样”的问题，这样可以让学习者思考新信息如何改变鉴别诊断。例如，一名患者因呼吸困难前来就诊。鉴别诊断的范围相当广泛，但像“如果患者发热会怎样？”或“如果患者胸痛会怎样？”等有针对性的问题会鼓励学习者更容易地提出假设。这种练习为学习者提供了重新组织他们的想法，自我提问“如果……那么……”以及反思他们先前的决策的机会。

与数据收集一样，假设生成也是培养MAL的关键因素。对于学习者来说，这与生成初步鉴别诊断的行为类似。一旦完成了初步的优先排序，学习者就必须能够认识到新信息可能会如何促使他们重新安排优先级。对假设生成进行全面细致的教练，将使学习者无论是在患者诊疗过程中还是在职业生涯中，都能够随时认识到何时需要做出调整。

知识组织

在临床医学中，知识组织是一个重要的工具，也是临床医生通过考量他们收集的数据以做出医疗决策的基础。适当的知识组织要求学习者充分收集数据并生成鉴别诊断。一旦学习者能够做到这一点，他们就可以疾病脚本的形式考虑他们生成的鉴别诊断。在考量知识组织时，理解认知负荷理论是很重要的。在知识组织方面有困难的初级学习者可能只能确定一份简短的鉴别诊断清单，因为他们还没有接触过更广泛的临床情境。在知识组织方面存在困难的高级学习者通常被认为是无组织或效率低下的。

教练法是提升知识组织能力的有效工具。这项技能可以通过专门学习症状学（而非不同的疾病状态）来培养。这使得学习者有机会将临床情境与患者表现出的症状结合起来考虑，从而朝着诊断的方向努力，而不是先考虑一个诊断，然后再反过来查看患者是否表现出与该诊断相关的症状。

知识组织能力的培养对于培养MAL同样至关重要。在许多方面，组织知识和做出诊断的能力需要学习者具备与确定目标推进优先级类似的技能。在知识组织方面表现出色的学习者在追求目标时会更加成功，而不会被细节和无关信息所淹没。他们能够更好地搜索信息和寻找新机会，因为他们已经有一个现成的框架来对新数据分类整理。

评估与治疗

临床推理和能力培养的最后一个领域是评估与治疗。一旦学习者列出了可能的诊断清单，并在其临床经验框架内梳理出了鉴别诊断，他们就可以参与医疗决策了。在疾病管理方面有困难的初级学习者无法得出正确的诊断，这通常是由于知识组织不当和缺乏临床经验所导致的。在评估和治疗方面存在困难的高级学习者可能无法理解潜在疾病的严重性，也无法在初步检查之后制订详细的治疗计划。在许多情况下，学习者由于缺乏信心而犹豫不决，甚或在严重情况下出现冒名顶替综合征，这都会表现为在评估和治疗方面的困难。

专业知识内容对于教练医疗决策至关重要，因为它需要对常见疾病状态有深入的了解，并允许学习者在受控的环境中进行“如果……那么……”的决策。评估和治疗技能可以通过外部反馈和自我反思得到最有效的教练。成功的医疗决策教练依赖于学习者试验他们治疗计划的能力，这样他们就能获得临床实践所需的必要技能，又能增强信心。随着学习者成为专家，他们就能以临床数据形式的反馈来确定他们的治疗是否有效，从而促使他们在必要时调整治疗计划。学习者的犹豫不决常常可以通过模拟练习来改善，这有助于确定学习者是否在医学知识方面存在差距或缺乏信心。例如，学习者站在模拟的失代偿期患者的床边来进行模拟训练，这种练习使学习者能够在安全的环境中做出决定，以便他们在临床实践中也能自如地做出同样的决定。

通过教练医疗决策所强化的概念，与 MAL 在学习评估阶段所使用的概念是相同的。MAL 依靠自我评估和外部反馈来发现知识差距，并确定他们的学习是否足以弥补他们正在努力弥补的差距。批判性思维和自我反思的技能培养是至关重要的，并且必须同时进行，才能在临床实践和职业发展中获得成功。

教练法在操作情境中的应用

对技术技能和操作性技能进行教练需要专业知识内容，并依赖于强大的临床推理和沟通技巧的培养。操作教学发生在许多场合，有时是在正式的讲授式讲座中，但通常是在采用一对一或一对二非正式的互动中[4]。这些非正式课程的重点与基于固定课程体系的正式教学课程的重点不同，但它们都包含了教学、教练和指导（mentoring）等方面。教练体现了教学和指导的某些方面，但与其不同的是，教练侧重于提高现有技能而非教授新技能。指导也有所不同，因为它的结构性更弱，而且不聚焦于具体的技能或能力[5]。在操作情境中，教练往往是互动的关键。操作教练必须是备受尊敬的专业内容专家，具备强大的沟通和人际交往能力，是积极的倾听者，并能够根据学习者的需求调整他们的方法[5]。

手术室或操作室是一个独特的环境，其首要重点是患者诊疗。虽然教练负责引导实际手术的执行，但同时也要满足医学生、住院医师和专科培训医师等多个层次学习者的需求。操作教练身兼多职，以创造安全的患者诊疗和学习环境。当教练表现出对教学的热情、鼓励自主学习和促进开放沟通时，学习者会认为他们是有效的[4]。高效的教练体现了本章前面所述的 MAL 的许多特质，包括独立学习、谦逊探究和自我反思。操作教练必须考量认知、技术和沟通技能等方面。除了培养这些技能外，教练还必须以身作则，以树立正面榜样，同时赢得学习者和其他团队成员的信任。

表 7.1 举例说明了示范、教学和教练等基于表现的技能。学习者依赖于教练的专业知识内容。除了外科专业知识外，沟通和批判性推理技能也是临床诊疗周期的关键要素，教练必须展示出这些技能，以营造一个安全的学习环境。有多种潜在的框架可用于教练这些技能，本章将对其中一些框架从实际运用角度进行讨论。

Rassbach 和 Blankenburg 描述的“医学教练法模型”是一个基于成长型思维模式、反思实践、自我决定理论、终身学习和目标设定等原则的持续表现改进模型[6-7]。该模型强调学习者和教练之间的关系，这种关系建立在心理安全、相互信任和敢于袒露自身不足的基础上。如图 7.3 所示，每次教练课程都从学习者反思自己的优势、劣势和目标开始，并与受信任的教练分享。然后，教练根据学员的目标，在临床环境中实时观察学习者，时间从几分钟到几小时不等。观察结束后，教练会要求学习者反思自己的表现，特别是哪些做得好、哪些做得不好，以及出现了哪些问题。然后，教练根据学习者的反思和自己的观察结果向学习者提供反馈。学习者和教练共同确定下一步和未来的目标，即学习者可以在哪些方面努力，以及教练可以如何帮助支持学习者的成长。最后，学习者将教练课程中的反馈和反思融入今后的临床实践中。

R2C2 是由 Sargeant 等开发的，是使用教练法促进反馈的一个框架[8]。R2C2 框架

表 7.1　示范、教练和教学等基于表现的技能示例

	示范	教练	教学
认知技能	• 确定是否需要手术干预，并确定适当的技术方法 • 在手术前和手术过程中查看相关的临床信息和影像学资料 • 讨论可能影响手术过程或手术后并发症风险的特殊患者因素	• 探讨学习者对患者信息和手术指征的理解 • 激励学习者考虑其他情况 • 鼓励学习者预测手术面临的挑战并考虑备选方案 • 在模拟口试后进行结构化的复盘	• 基于课程体系的讲授式讲座 • 聚焦于特定主题的模拟口试 • 以正规方式教授病史采集、体格检查或演讲技巧
技术技能	• 示范正确的技术 • 讨论可能的替代技术 • 描述对手术具体步骤结果的满意度	• 提供适当的督导下的实践机会 • 提供具体、可行的技能反馈	• 围绕技术技能的讲授式课程 • 模拟课程
沟通技能	• 主导或讨论共同决策以及获取患者同意的过程 • 与患者进行清晰并富有同理心的沟通 • 与团队其他成员（例如技术人员、同事）有效沟通，并在整个手术过程中积极听取团队其他成员的意见和建议 • 在正式暂停和其他需要沟通的关键手术时刻（过渡点、紧急情况）展示领导力	• 明确强调受训者的沟通技巧（对患者和团队其他成员说话时要做到尊重且清晰） • 对学习者在手术过程中对反馈意见或团队其他成员意见的反映进行评论 • 对于住院医师，让他们做好准备，在教师退出时承担领导角色，并指导他们何时寻求协助	• 团队培训活动 • 正式的基于模拟的沟通技巧培训

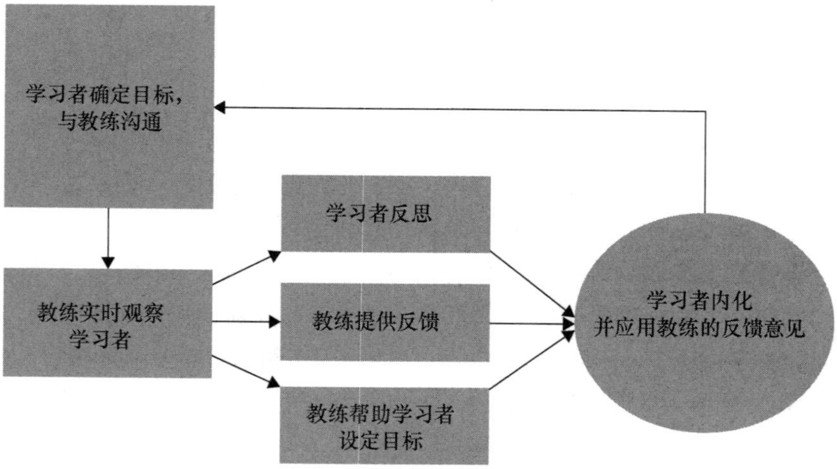

图 7.3　医学中的教练法概念模型

包括 4 个阶段：①建立关系；②探究（对反馈的）反应；③探究（反馈的）内容；④教练促进表现变化。这个基于证据和理论的框架以提高接受者对反馈的参与、认同和有效利用为要素，并已在多个专业领域得到了研究[8-10]。

在手术室中的教练也可以采用这种框架，但可能需要对安排学生轮转的传统方法进行修改，以实现最佳的教练效果。学生需要时间与老师建立关系，这可以通过在诊所共度一天而不是在手术室的首次介绍来实现。一旦建立了这种信任关系，学习者就能更好地接受反馈，并在今后的实践中改进。毕业后学员通常与教师有较长期的关系，他们可能不需要建立这种类型的关系，但仍然需要一个坚实的基础来接受反馈。

在教练法关系中提供反馈的 R2C2 方法也反映了 MAL 的迭代过程。一旦建立了教练法关系，学习者就会以与 MAL 在学习计划阶段相同的方式探究他们收到的反馈。为改变表现进行的教练允许学习者在日常实践中使用反馈，并根据他们的教练互动调整自己的行为。R2C2 方法的成功应用基于强大的临床推理能力和对现有数据的适当分析（数据收集）、学习差距的识别（假设生成）、下一步的合理优先级排序（知识组织）以及对反馈的适当应用以改进表现（评估和治疗）[11]。

对临床表现的教练不仅限于在手术室中学到的技术技能，还包括完整的临床诊疗周期，从病史采集、医疗决策到手术过程、适当的后续治疗以及与患者和同事的沟通。如果教练擅长在所有临床实践领域提供反馈，学习者将能够更好地照护患者并改进临床表现。未来将需要加强教师发展，将医生培养成更好的教练。

核心要点

1. 对临床推理技能的有效教练有助于提高临床诊疗水平，并促进终身学习和自主学习。
2. 要对技术技能进行有效教练并提高临床表现，就必须具备专业知识内容。
3. 教练法模型是促进 MAL 技能发展的有用工具。

进一步思考的问题

1. 临床推理中的挑战如何影响学习者的临床表现？
2. 包括直接照护患者、职业素养和沟通在内的整个患者诊疗责任范围内，可以使用哪些工具来成功地教练以提高临床表现？

注释参考文献

Cutrer WB, Miller B, Pusic MV, et al. Fostering the development of master adaptive learners: a conceptual model to guide skill acquisition in medical education. *Acad Med.* 2017;92:70–75.

本文详细介绍了 MAL 模型。该模型可作为教练和学习者的指南，帮助他们识别潜在的成长领域并制订表现改进的计划。

Ericsson KA. Deliberate practice and the acquisition and maintenance of expert performance in medicine and related domains. *Acad Med.* 2004;79:S70–S81.

本文指出了刻意练习在医学教育中对于技能培养和表现的作用。

Szulewski A, Howes D, van Merriënboer JJG, Sweller J. From theory to practice: the application of cognitive load theory to the practice of medicine. *Acad Med.* 2021;96:24–30.

本文介绍了认知负荷在医学教育中的作用，并帮助教练识别学习者中不必要的认知负荷增加。它还提供了一个框架，教练可以通过该框架帮助学习者分类整理这些信息，从而提高他们的表现技能。

参考文献

1. Cutrer WB, Miller B, Pusic MV, et al. Fostering the development of master adaptive learners: a conceptual model to guide skill acquisition in medical education. *Acad Med.* 2017;92:70–75.
2. Parsons AS, Wijesekera TP, Rencic JJ. The management script: a practical tool for teaching management reasoning. *Acad Med.* 2020;95:1179–1185.
3. Szulewski A, Howes D, van Merriënboer JJG, Sweller J. From theory to practice: the application of cognitive load theory to the practice of medicine. *Acad Med.* 2021;96: 24–30.
4. Ericsson KA. Deliberate practice and the acquisition and maintenance of expert performance in medicine and related domains. *Acad Med.* 2004;79:S70–S81.
5. Sloan DA, Donnelly MB, Schwartz RW. The surgical clerkship: characteristics of the effective teacher. *Med Educ.* 1996;30(1):18–23.
6. Lin J, Reddy RM. Teaching, mentorship, and coaching in surgical education. *Thorac Surg Clin.* 2019;29(3): 311–320.
7. Rassbach CE, Blankenburg R. A novel pediatric residency coaching program: outcomes after one year. *Acad Med.* 2018;93:430–434.
8. Sargeant J, Lockyer J, Mann K, et al. Facilitated reflective performance feedback: developing an evidence-and theory-based model that builds relationship, explores reactions and content, and coaches for performance change (R2C2). *Acad Med.* 2015;90:1698–1706.
9. Sargeant J, Lockyer JM, Mann K, et al. The R2C2 model in residency education: how does it foster coaching and promote feedback use?*Acad Med.* 2018;93:1055–1063.
10. Sargeant J, Mann K, Manos S, et al. R2C2 in action: testing an evidence-based model to facilitate feedback and coaching in residency. *JGME.* 2017;9:165–170.
11. Lockyer J, Armson H, Könings KD, et al. In-the-moment feedback and coaching: improving R2C2 for a new context. *JGME.* 2020;12:27–35.

第 8 章

教练法与伦理、多样性、平等与包容

Atul Agarwal，Binata Mukherjee，Mark Meyer，and Kimberly D. Lomis

学习目标

1. 制订教练法中的伦理原则。
2. 认识到在医学领域代表性不足群体中的学习者可能存在的不公平现象。
3. 讨论教练不同学习者群体的注意事项。
4. 认识到偏见的普遍性及其结构基础。
5. 介绍自我意识对克服偏见的重要性。

提纲

本章提要

随着教练法课程被引入医学教育（包括本科和毕业后阶段），了解和利用教练法的伦理规范变得至关重要。遵守这些伦理标准对于解决不平等问题、促进多样性和包容性非常重要。

由于认识到包括医学教育在内的教育中存在不公平现象，教练法对于弥合医学领域中那些处于边缘地位群体的学习者可能遭遇的差距而言至关重要。有效的施练可以利用被教练者自身的优势和韧性，来帮助他们走向成功。

为助力提升那些在医学领域历史上及当前处于边缘地位群体的代表性，并改善他们的学习体验，教练法项目应侧重于建立一种相互包容、彼此尊重的文化，让所有参与者都能感受到受欢迎，且重视差异。教练是建立这种文化的理想人选，他们可以通过培养结构性能力和理解社会化如何导致偏见来达成这一目标。通过职业发展活动，教练可以意识到自身存在的偏见，并熟悉与教练法相关的伦理规范的主要原则。

引言

任何教练法关系都必须遵守伦理标准。教练的本质包含情境意识这一概念，因为它适用于与不同人群的互动，这些人群有着不同的权利、背景、信仰、表达方式和生活经历。在启动教练法项目之前，以及维持项目和提升教练个人技能的过程中，教练无疑都需要通过了解自身无意识的偏见和习惯，来学习如何尊重这些差异。

教练法与伦理

如同教师与学生、医生与患者或任何专业服务提供者与客户之间的合作关系，它们都有一个共同点——很容易受到相关个人之间权力差异的影响。虽然在非教育环境中，教练与学习者之间的关系可能不涉及任何权力差异，但在学术医疗环境中，权力差异是肯定存在的。因此，这些互动必须遵守既定的行为伦理标准。Ram Ramanathan 提醒我们："维护教练法伦理的责任在于教练，要建立远高于职业要求的个人伦理标准"[1]。

医学界会对其成员及其职业资格进行严格审查。然而，在教练法关系中，这种审查并不常见，因此，在医学教育中，标准化是基础，个人必须遵守机构制订的伦理规范。为了加强统一性、公平性和包容性，有必要对项目的成果进行监督。遵守既定要求可确保不会对学习者，尤其是那些来自代表性不足群体的学习者造成意想不到的后果。

情景 1

Anna 是一名即将进入第三年规范化培训的内科住院医师。作为她的教练，您认识 Anna 已经 1 年多了。刚认识她时，您觉得她很有成就感，积极主动，专注认真。现在您发现她变得更加易怒，对学习不感兴趣，而且经常不修边幅。您决定直接询问她的近况。她承认，几个月来，她的家庭私事一直压在她心头。她说她一直在努力应付，知道自己似乎不再是她自己了。经过进一步了解，您发现她一直在酗酒，并注意到一些可能代表抑郁症早期症状的行为。令您沮丧的是，她最近的学习成绩也是如此。

思考问题

1. 根据 Anna 的心理、身体和学习成绩的变化，浮现出哪些伦理原则？
2. 作为她的教练，这些原则是如何相互作用，并给您带来伦理困境的？
3. 作为教练，您可以依靠哪些决策框架来"做正确的事"？

教练医学学习者的伦理标准

一些专业教练组织已经制订了伦理准则，如国际教练联合会（International Coaching Federation）[2]、国际教练协会（International Association of Coaching）[3]、教练协会（Association for Coaching）[4]、国际教练社区（International Coaching Community）[5]和美国心理学会（American Psychological Association）[6]。其他组织，如教练学院[7]，也在效仿或遵循这些主要组织的准则。值得注意的是，这些都是一般性指导原则。它们不具有法律约束力，迄今也不在监管机构的管辖范围之内。

虽然这些组织都有自己的指导方针，但它们也有一些值得关注的共同点。"对客户负责"的伦理标准特别要求教练处理可能由文化或背景问题造成的权力差异。在教育领域，这可能适用于与所有学习者合作的情况，教练应特别注意来自某些群体的学习者会遇到更大的权力差异。“对实践和表现负责”的标准要求教练致力于通过个人、专业和伦理发展来达到卓越。在多元化背景下，这可以通过持续培训提高对偏见的认识来实现。关于“对职业素养负责”的标准，要求教练有责任在文化层面设置较为敏感的恰当界限。最后，“对社会负责”的标准旨在避免基于年龄、种族、性别表达、民族、性取向、宗教、国籍、残疾或军人身份的歧视，这一标准可直接用于提高医学教育的包容性[2]。

教练在寻找应遵守的一般伦理准则时，最好参考以下几种学科通用的准则[8]。第一条伦理准则类似于希波克拉底“不伤害他人”的誓言。第二条伦理准则要求教练采取行动时优先考虑他人的福祉。第三条提醒我们不要超越自己的知识边界进行危险的实践。最后，教练应尊重客户的意愿，遵守相关法律，如保护学生教育记录隐私的《家庭教育权利和隐私法案》。Passmore 进一步描述了教练过程中可能出现的以下主题：实用性、自主性、真实性、保密性、避免伤害、公正性和尊重他人权利[9]。

常见的伦理困境

Passmore 等提醒我们，不同的教练组织在确定其指导方针的优先次序方面存在差异，这可能会导致“认知失调”。教练可能会被夹在两个对立的价值观或原则之间，不知道该优先考虑哪个。这些伦理困境可能来自教练或被教练者，比如其中一方越界；也可能涉及组织中其他个人的问题；或两者的结合[10]。

Passmore 所列出的主题必须在持续的医学教育教练工作中加以强调，因为它们有可能造成如下伦理困境：

1. 实用性：作为大学或医学院的雇员，教练应优先考虑谁的利益——被教练者、学院还是大学？ Martin Talbot 指出了优先考虑学习者还是学习者的最终客户（也称未来的患者）之间的伦理困境[11]。

2. 自主性：正如 Gillon 所指出的，在尊重被教练者的自主性和让被教练者自主发挥作用之间存在着“滑坡效应”[12]。如果被教练者是一名参与患者照护的医学学习者，被发现玩忽职守、不专业或精神不健全，那么患者就会很危险。教练应该在什么情况阻止被教练者犯错？

3. 保密性：在什么情况下教练可以违反保密规定？如果学习者对自己的安全都有威胁，进而对他们的患者也有威胁，该怎么办？如果学习者向教练坦承自己有药物滥用的问题，该怎么办？教练现在是否有违反保密规定的道德义务？

4. 避免伤害：教练应了解自己的局限性，知道何时向学习者推荐职业导师或学术顾问。教练可以从被教练者的最大利益出发。教练不能充当评估者的角色，因为负面关系会对学生的学业成绩产生不利影响，降低信任度，造成伤害。

5/6. 真实性 / 公正性：Shapira-Lishchinsky[13] 探讨了在分配公正与学校标准的两难选择中，真实性和公正性是如何密切相关的。在这种情况下，教练必须权衡自己的个人认知与上级机构制订的规则之间的关系。当这两种真理出现分歧时，就会产生矛盾，不知道应该遵守哪种真理。这样，教练的最终结果从不同人的角度来看，就会在公正与不公正之间徘徊。

7. 尊重他人的权利：这一基本原则要求所有人都享有基本权利。具体来说，针对医学教育中的等级制度，医学生享有与终身教授同等的权利。对于教练来说，任何一方的不满都可能带来问题——是尊重被教练者的权利，还是尊重同事的权利？在这种情况下，大学必须制订适当的程序，确保每个人的权利都得到保护。

情景 2

Paula 是医学专业的一年级学生。您将与她见面，进行春季学期所需的教练课程。到目前为止，她的考试成绩非常好，并表示很适应医学院的学习。她表达了想进入手术科室亚专业的强烈兴趣，可能是眼科或骨科。您询问她参加了哪些课外活动，她回答说她没有参加任何课外活动，这样她就可以专注于自己的成绩，因为她知道自己必须有优异的成绩才能在她感兴趣的专业中具有竞争力。您还询问她在一年级和二年级之间的暑假打算做些什么。她回答说，她计划在一家长期照护机构做全职工作，因为她想尽量减少学生贷款。她还说，她在第一学年一直在兼职做护士助理。最后，您询问她是否与她感兴趣的专业的教师进行过交谈，她回答说没有。

思考问题

1. 了解有关 Paula 的哪些额外信息会对您有所帮助？
2. 您可以采取什么方法来帮助 Paula 更好地了解她所说的专业兴趣？
3. 哪些学生服务可能对 Paula 有帮助？

解决伦理困境

Passmore 等建议，伦理决策框架可帮助教练做出明智的伦理决策。他们提出了一个由 6 个阶段组成的 ACTION 模型：认识（awareness），分类（classify），反思时间、支持和建议（time for reflection，support，and advice），启动（initiate），选择评估（option evaluation），以及更新（novate）（表 8.1）。该模型表明教练应当了解伦理规范，能够将问题归类为某一种困境，花时间进行反思，制订解决方案，权衡不同的选择，并从经验中学习[10]。早在 1998 年和 1989 年，Carroll[14] 和 Pryor[15] 的研究就分别证实了这一点。

表 8.1 ACTION——伦理决策的 6 个阶段

Awareness 认识	了解伦理规范、价值观和信仰
Classify 分类	能够将问题归类为某一种困境
Time 反思时间、支持和建议	花时间反思现状；必要时寻求额外的支持或建议
Initiate 启动	探索潜在的解决方案
Option 选择评估	权衡不同的选择
Novate 更新	从不同的经验中学习

改编自教练法伦理决策中的 ACTION 模型：Passmore J. Coaching ethics：Making ethical decisions—novices and experts. The Coaching Psychologist，2009，5（1）：6-10.

教师发展计划应讨论如何解决教练法关系中出现的伦理困境。Passmore 建议聘请训练有素的督导人员，让他们分享经验，补充教练能力，帮助新手教练解决实际困境[9]。这种督导还能提升教练的伦理行为水平[1]。此外，教练法项目应支持整个教练团队定期开会，在会议上，成员们可以通过去身份化的方式分享伦理方面的情况，并共同总结经验，以确保处理方式的一致性。

教练与被教练者之间签订的教练合同或书面协议可以提供一种结构性的认知，并通过轻松设定界限来帮助减少伦理困境的发生，例如，教练应明确说明何时适合将被教练者转介到必要的支持服务机构，如针对学业问题转介给学业顾问或首席顾问，针对身体健康问题转介给医生，以及针对精神问题转介给心理健康专家。该协议还可用于制订基本规则，以及在什么情况下允许教练违反保密规定，如为防止对被教练者或他人造成伤害时。Moore 等的教练法关系原则是考虑制订教练协议时的绝佳模板[16]。

考虑到教练与被教练者之间存在着权力差异，以及不同的生活经历和特权，伦理规范和伦理行为准则就如同稳固的锚，为教练工作营造了一个非评判性的包容性的环境，并促进所有学习者取得进步。

教练法与多样性、公平性和包容性的考量

教练法就是要激发人的内在能力。教练必须真正相信学习者的聪明才智，而不是一味地提供建议。教练必须以“不知道”的状态进入关系，为被教练者提供自我发现的空间和时间。朝着这个方向迈出的第一步就是建立信任，这也许是教练需要坚持最久的任务之一。教练必须提供一个安全的环境，让每位学习者都能无拘无束地展现自我。教练要尊重被教练者的认知、学习风格和个人存在。教练无条件地接纳被教练者，这源于教练真正的好奇心和开放的心态。可能阻碍建立这种信任关系的一些陷阱包括：教练自认为掌握了所有答案；对学习者的某些先入为主的方面做出评判，尤其是当教练和被教练者的背景不同时；将自身价值观强加给被教练者；强迫性地解释；渴望被喜欢；以及希望改造被教练者[17]。偏见会妨碍客观性，因此，意识到自己的立场和自身偏见的存在至关重要。这可能需要教练走出舒适区，重新审视自己的信念，不让偏见妨碍自己的工作。

公平问题

正如医生已经认识到健康的社会决定因素如何导致健康结果的不公平那样，教练也必须认识到教育不公平现象同样存在，而且为了所有卫生专业学习者能茁壮成长，必须解决这些问题。在教练工作中，教练必须考虑公平与平等之间的区别。正如《韦氏词典》所定义的：公平（equity）指人们受到对待的方式的公平或公正；平等（equality）指平等的性质或状态。

具体而言，为了在教练工作中实现平等，教练可以在发现并潜在地帮助学习者减少教育不公平中发挥重要作用。如果不能解决不公平问题，可能会导致学习者获得截然不同的、因而潜在是不平等的教练体验。

情景 3

Pennywell 博士是儿科系的副教授，最近她开始教练学生，帮助他们取得学业成功。她正与 Harry 坐在一起交谈，Harry 是一名来自农民家庭的第一代农村学生，目前正在攻读医学专业三年级。尽管这已经是本学期开学以来的第四次见面，但 Pennywell 教授一直未能打破僵局，也不知道该如何帮助 Harry。尽管 Harry 的学习成绩很好，但 Pennywell 教授从同事那里发现，他似乎不擅长团队合作，有时和几个同学说话也不自在。她一直试图让他敞开心扉，但却觉得他对她有些微妙的敌意和不尊重；她感到沮丧、不舒服，甚至愤怒。她感到很内疚，因为觉得教练谈话没有取得进展，他们俩可能都在浪费时间。

思考问题

1. Pennywell 教授下一步该采取什么措施来照顾自己的情绪？
2. 她应如何重新引导对话，使 Harry 从教练法中受益？
3. 现在是向其他同事 / 教练 / 辅导员寻求帮助的时候吗？

结构性能力指的是医生识别健康的社会决定因素中上游驱动因素的能力，例如“医疗保健和食品供应系统、区域法律、城市和农村基础设施、医疗化，甚至疾病和健康的定义本身”[18]。教练应运用同样的结构性方法，通过实践第 3 章讨论的 5 种核心能力来理解教育不公平现象。根据其生活经历，许多学习者可能在医学学习环境中遭受不公平待遇。来自医学界代表性不足的群体（相对于其在总人口中的数量而言，在医学界代表性不足的种族和族裔群体）[19]、低收入背景、第一代接受大学教

育、LGBTQ +、残疾等群体的学习者可能更容易遇到各种障碍和挑战。教练必须认识到，这些学习者所遇到的任何困难并非源于个人特质，而是来自于不公正的结构性驱动因素，这些因素影响了他们之前的发展和现在的经历。

在进入医学院学习之前，这些来自历来处于边缘化的群体的学习者，可能没有机会接触到熟悉常见和所需职业发展策略及经验的顾问、导师或家庭成员。即使在医学院和住院医师培训期间，这种缺乏资源获取途径或不熟悉职业成功所需活动的情况也可能继续存在。医学院和住院医师培训中的“隐性”或“地下”课程在学习者中得到广泛认可。即使在教学大纲中明确规定了详细的评估措施的学术课程中，研究人员也发现了评分结果的差异，这种差异会对职业机会产生连带影响[20]。课外活动和其他经历（如研究、领导力、服务活动等）对匹配住院医师或获得专科医师及就业机会会产生一定的影响及后果，但这些活动和经历可能并不为所有学习者所熟知。对于那些没有主动与关键教师及管理人员建立关系的学习者来说，情况尤其如此。坚持伦理主题（如真理、正义、尊重他人权利）的教练法项目可以成为确保平等机会的重要桥梁，从而促进所有学习者的公平。

学习者的不公平可能以多种形式出现，并在不同时期形成。经济资源有限、家庭责任、残疾、种族不平等都是常见的压力因素，也是造成学习者不公平的潜在根源或原因。参与研究、领导和服务活动，以及一些关系网络活动（如专业兴趣小组、专业协会等），对于提高获得奖项、奖学金、荣誉协会入会、匹配住院医师或获得专科医师或工作职位的竞争力起着重要作用。这些课外活动为学习者提供了与自己感兴趣领域的教师建立专业关系的途径，这些教师可能会成为学习者的教练并提供专业推荐信。重要的是，这些接触和经历往往在学习者的职业认同形成过程中发挥关键作用，并有助于消除冒名顶替综合征。有些学习者缺乏社会资本——即在特定社会中生活和工作的人们之间的关系网络，而这些关系网络使该社会能够有效地运转——因此他们无法追求这种互动，也没有信心参与这种互动。在一段教练法关系中，教练绝不能假设被教练者对医学院和住院医师培训晋级抱持应有的理解。在教练与被教练者建立关系的初期，教练需要评估被教练者对补充性的、课外的和辅助的活动作为促进短期和长期职业机会重要组成部分的理解。

只有在与教练建立起相互信任的关系之后，不公平现象才有可能被完全察觉，而坚实的伦理基础是建立这种信任的关键所在。此外，机构资源和整个医学领域的普遍信任问题，可能会影响一些被教练者［尤其是医学领域中代表性不足（underrepresented in medicine，UiM）群体的成员］对教练角色以及教练在职业发展和晋级中的重要性的理解和接受程度。医学教学材料（如皮肤病的直观描述、基于种族的疾病和病症举例等）以及临床实践［如在计算估算的肾小球滤过率（eGFR）时基于种族进行的历史调整］中所蕴含的历史不公平现象，也会影响学习者的融入感。考虑到一些 UiM 被教练者可能会比非 UiM 被教练者更谨慎、更有分寸地参与到教练法关系中，因此对于教练而言，更有必要建立信任关系，以揭示不公平现象[21]。

向被教练者询问他们的教育和工作经历，可以提供有关其在医学培训之前和早期职业经历的有用的背景信息。进一步的询问也有助于全面了解过去或现在的个人条件或情况中可能导致不公平现象的因素。挑战可能既存在于学习环境中，也存在于被教练者的个人生活及人际关系里。在有需要的情况下，教练可以提供适当的转介服务，如转介到学业支持、医疗和心理服务机构。教练还可以帮助被教练者识别未来可能面临的挑战。

在职业探索和个人发展方面，教练不会告诉被教练者该做什么或与谁联系，而是与被教练者讨论，例如，探讨如何去联系某位教师以获得潜在的机会。借鉴被教练者之前成功的追求经历，可以加强他们对课外活动和其他机会的争取。通过明确需求、背景指导和避免假设，教练可以帮助学习者通过自己的方式制订和实现他们可能原本不会制订并最终无法实现的目标。

了解多样性和包容性的挑战

在教练法关系中，由于被教练者是主导者，而施教只是促进学习和发展的过程，因此教练必须摆脱建议者的角色。考虑到传统学术医学的等级性质，这对教师来说并非易事。因此，了解社会化如何塑造每个人的生活经历、如何导致世界观的不同，以及如何产生偏见，将使教练受益匪浅。了解偏见形成背后的科学和逻辑（包括审视自己的偏见）将极大地有助于教练更有效地帮助学员。

社会化与偏见的形成

社会化是让新来者准备好成为现有群体成员的过程；这一过程有助于个人以适合该特定群体的方式思考、感受和行动[22]。这需要将社会规范、角色和价值观内化到自身。社会通过个人所处的环境、实际发生的事件及其过程，以及这个环境和过程所造成的结果塑造了个人学习思考和行为的方式。因此，社会化甚至在我们出生之前就已经开始，是个人身份认同的重要组成部分。

我们生来就没有偏见或假设，对于将我们与种族、性别、肤色、语言、宗教信仰、能力状况、性取向或经济阶层联系起来的任何特定社会身份，我们都无从选择[23]。我们最初并没有关于自己是谁的初始意识。世界体系的种种特征，包括传统、习惯、刻板印象、偏见和歧视，早在我们出生之前就已经形成并存在了。出生后，我们所爱和信任的人对我们进行了第一次或初级社会化，教导我们扮演规定的角色，遵守现有的社会规范和规则。例如，我们会得到一条粉红色的毯子（女孩用）或一条蓝色的毯子（男孩用），或者听到“男孩不哭”之类的话，这些都自动成为我们早期社会化的一部分，无论是在个人层面（我们如何看待自己）还是人际关系层面（我们如何与他人相处），我们都不会质疑它们。这一阶段的学习主要是通过观察周围人所展示出的角色和态度来形成的。

随着我们在学校、宗教场所、同龄群体、工作场所中穿梭，特别是在媒体中，接触到“有钱能使鬼推磨”或“女孩不善于计算数字”等信息时，都在有意无意地延续社会化的过程。在这个所谓的第二阶段或成人阶段，更多的是自己主动承担角色。惩罚与奖励、制裁和伤害的制度，使个人在人生的道路上循规蹈矩（图 8.1）。恐惧、无知、困惑、权力或无力感是这个循环的核心，它们使这个过程持续运转。因此，我们的身份是由社会化的力量所塑造的，包括通过我们的文化视角所感受到的认知和体验。这种视角既不是普遍的，也不是客观的，而是符合我们所属群体的集体经验[24]。例如，身为男性与身为女性会产生不同的体验，富有与贫穷会产生完全不同的体验，残疾与健全会产生不同的体验，而这些体验往往是另一个群体的成员难以理解的。

学习群体成员所期望的事物是通过各种媒介进行的，而这些媒介大多是非语言的，比如看电视、歌词、电影和社交媒体，并将自己与他人比较，而这些生活经验在不同群体之间是截然不同的。Robin DiAngelo 在她所著的《白人的脆弱性：为什么白人很难谈论种族主义？》（*White Fragility*：*Why*

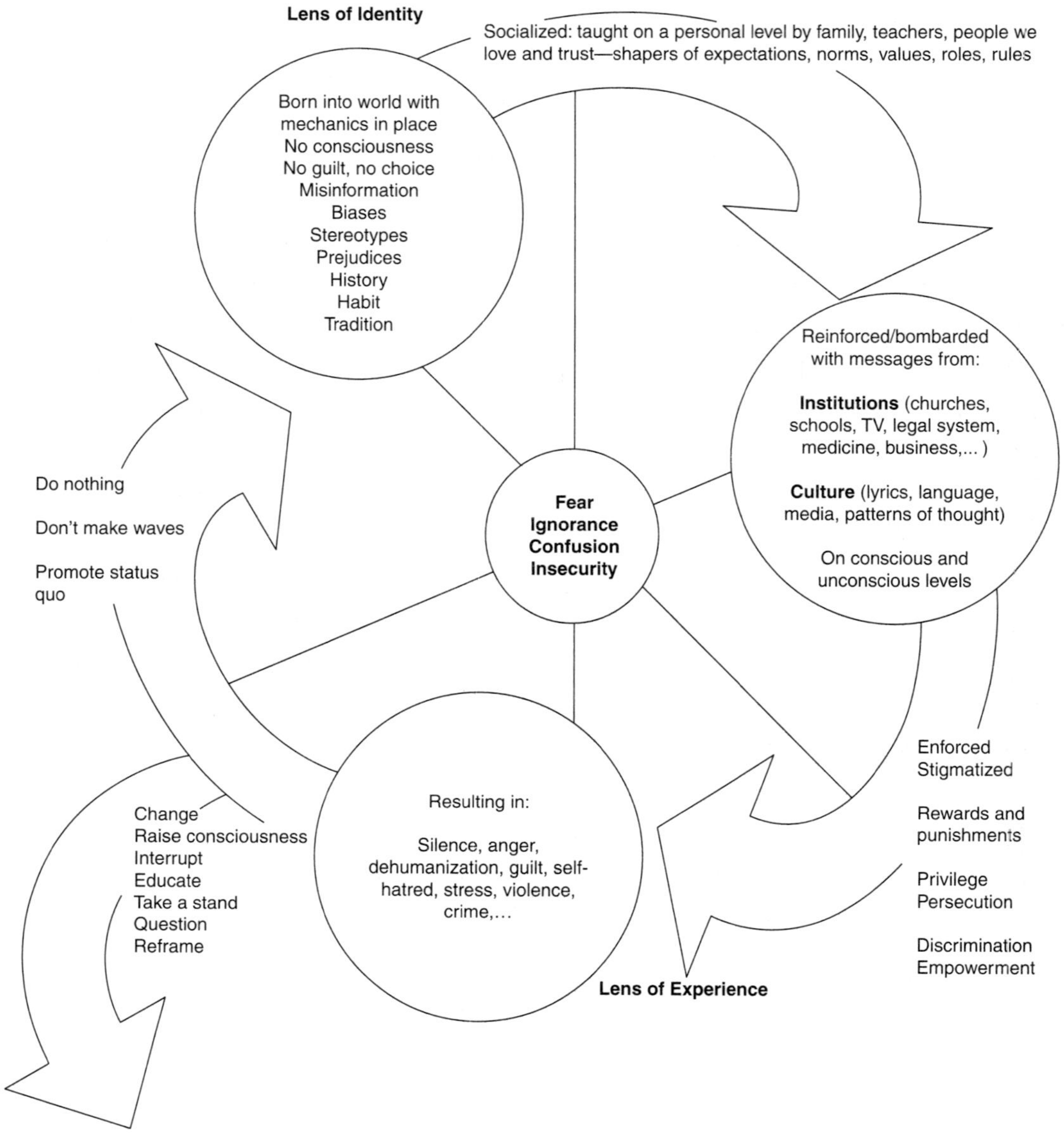

图 8.1 社会化的循环①

Harro B. The Cycle of Socialization. In：Readings for Diversity and Social Justice：An Anthology on Racism，Anti-Semitism，Sexism，Heterosexism，Ableism，and Classism. New York：Routledge，2000：15-21.

It Is So Hard for White People to Talk about Racism）一书中解释道：没有丑陋的概念，漂亮的概念就没有意义；没有不聪明的概念，聪明的概念就没有意义[24]。重要的是要记住，我们通常无法充分认识到其他群体的情况，尤其站在特权群体的立场来看弱势群体的情况。由于教练和被教练者的生活经历可能存在巨大差异，因此教练必须认识到这种差异的存在，以防止产生误解，进而可能危及教练法关系。这也表明了教练群体应更加多元化，以拓宽任何机构教练队伍的视野。

我们每个人的生活经历都会形成一些

① 因版权限制，本图保留英文原图。——出版者注

无意识的偏见，这可能会在无意中阻碍有效的教练工作。偏见的形成与从属关系有关，这是人类生存的基本本能。从属关系有助于建立和维护自我认同，帮助我们认同周围的人，使我们不至于孤独、脆弱和外露[25]。Jennifer Eberhardt 实验室的一项神经影像学研究表明，颞叶的特定区域会根据与周围世界的关系，启动内群体（我们）和外群体（他们）的区分，以帮助我们区分熟悉与陌生、朋友与敌人[25]。由于有意识的思维只能处理大脑在特定时间内所能处理的全部信息中的一小部分，因此很多区分信息的处理过程都是在潜意识中进行的。在没有任何意识控制的情况下，大脑会将相似的事物组合在一起，以便简化、整理和理解超负荷的信息。我们对他人的看法、态度和本能反应（无论是支持还是反对），都是在联想和从属关系的作用下形成的，而肤色则是划分群体成员的基本线索之一。杏仁核在这种分组机制中扮演着重要角色。它会在无意识的情况下对任何危险事物（如任何陌生事物）迅速产生恐惧和不信任。社会化会产生经验、记忆和无意识的偏见，杏仁核会将这些经验、记忆和偏见标记并归类为“像我这样的”/群体内的和“不像我这样的”/群体外的。这种分类有助于大脑根据直觉或本能（而不是推理或逻辑）快速有效地做出判断；这一过程并非任意而为，对我们的生存至关重要。利用功能性磁共振成像（fMRI）进行的研究表明，大脑的不同部分用于辨别“熟悉”和“陌生”的情况，这为启发式和形式逻辑之间的区别提供了生物学解释。重要的是，当疲惫或压力过大时，我们就会绕过理性思考，转而依赖本能。群体内和群体外的分类现象阻碍了我们对不同于我们的人（“他人”概念）的理解，因为它降低了我们对那些看起来与众不同的人的敏感度，因此自然而然地使我们容易做出错误的判断。意识到所有人都存在这种无意识行为，这对教练工作大有裨益，并有可能帮助最大限度地减少判断失误和造成意外伤害的风险。

在不考虑个体差异的情况下，对社会群体进行过于简单的概括，这就是刻板印象。刻板印象可以是正面的——通常是针对自己群体，也可以是对其他群体的负面印象。偏见是基于个人所属的社会群体对他人预先做出的判断。它由态度、想法和感受组成，包括基于对某一群体很少甚或没有实际经验而形成的刻板印象，如认为老年人懒惰。所有人都会有偏见，这些偏见是基于我们从周围社会获得的信息而产生的。人们普遍认为偏见是不好的，这导致我们否认偏见存在于我们每个人身上这一不可避免的现实[24]。偏见可能导致歧视，其表现形式可能包括忽视、排斥、威胁、嘲笑、诽谤其他群体成员以及对他们施加暴力等。偏见会改变我们对人和事的本能反应。当一个人不符合社会的预期标准时，偏见就会浮现出来，使我们本能地产生怀疑[26]。与从属关系相关的是，我们往往会刻板地接受“文化上相似”的人，而排斥“文化上不同”的人。这种思维方式与维护自我和身份认同直接相关，导致了对本群体的偏爱，这种偏爱可以是显性的（对外群体的偏见或主动诋毁），也可以是隐性的（对本群体的偏袒）。这种无意识的行为和决策可能会导致因他人具有不同特质（如肤色或体能）而被诋毁，进而导致否定这个人的整个社会身份。对于教练来说，重要的是要认识到，我们很容易因为某些与我们不同的属性而无意识地否定他人的整体身份。

在教练工作中，必须牢记无意识偏见是普遍存在的，这不一定与我们宣称的信念一致，而且由于我们大脑的神经可塑性，无意识偏见也是可塑的。隐性偏见之所以难以确定，就是因为它的隐蔽性。在所有现存的身份偏见中，种族和性别是常见的两种。虽然在生物学上不存在种族类别，但种族作为一种社会建构概念具有深远的意义，它影响着我们生活的方方面面，包括生存状况、预期寿命、职业发展、机遇以及可能导致错误的健康状况的临床管理。

现在人们认识到，3 岁的儿童就可能有明确的种族偏好，这种偏好是从周围成人的非语言行为中习得的，与他们的语言行为无关，这导致儿童对接受积极非语言信号的人表现出亲社会的行为[27-28]。因此，偏见是在童年时期不知不觉中学会的。不与儿童讨论种族问题、忽视儿童对群体间冲突的观察等“肤色盲”社会化做法表明，母亲的跨种族友谊预示着其子女的种族态度：与白人母亲的非白人朋友较少的子女相比，白人母亲的非白人朋友较多的子女表现出较少的种族偏见[29]。父母会根据具体情况（城市与农村、社会高经济群体与社会低经济群体、黑人与白人等）采用不同的种族社会化方法，如“文化社会化、为偏见做准备、灌输不信任、平等主义或肤色盲，或对种族保持沉默”。这些策略对儿童和青少年的身份认同以及整个生活的影响非常重要，因为它影响到我们立身于世[30]。根据迄今为止的讨论，我们可以推测，偏见和成见可能会在任何互动中不经意间显现出来，学习有意识地认识差异可能会对教练法大有裨益。

医学培训中的多元化人群

因为师资队伍会受到结构性因素的影响，从教学人员中招募的教练队伍不太可能充分反映出参与项目的被教练者的多样性。院校应努力组建能体现多样性各个维度的教练团队，并提供团队发展机会，以拓宽彼此的视野，确保所有教练都做好了与不同背景的学习者互动的准备。

如前所述，医疗行业内有多个被边缘化群体，包括第一代大学毕业生、低收入人群、LGBTQ＋人群、残疾人等。鉴于结构性种族主义对社会的深远影响，UiM 的种族和族裔群体成员理应获得资源来解决不公平问题。结构性种族主义是指“公共政策、机构实践、文化表征和其他规范以各种方式（往往是强化方式）发挥作用，使种族群体的不公平永久化的系统。它指出了我们的历史和文化中允许与‘白人’相关的特权和与‘有色人种’相关的不利条件长期存在和适应的因素。结构性种族主义不是少数人或机构选择的做法。相反，它是我们共同存在的社会、经济和政治制度的一种特征”[31]。

目前正在努力增加医学领域的多样性，以拓宽职业机会，减少健康方面的不公平现象，为患者和社区提供符合其文化背景的医疗服务，通过适当的课堂讨论改进临床培训，并使所有学习者做好在多元文化环境中工作的充分准备，从而促进任何医生都能公平地提供医疗服务。对 1980—2012 年开展的 28 项旨在了解 UiM 学生在学习环境中经历的研究进行回顾后发现，与非 UiM 学生相比，“这些学生几乎一致认为，他们经历的社会支持和积极学习环境较少，遭受过歧视和种族骚扰，更有可能认为他们的种族对他们的医学院学习经历产生了负面影响”[32]。对 UiM 学生的访谈还显示，他们很难与非 UiM 学生组成学习小组[32]。这种观念不仅会左右无意识的偏见，进而影响结果，而且还会影响学习成绩。现在，许多研究已经证明，当个人担心自己会受到否定性偏见的影响时，学习成绩就会受到影响。Orom 等的研究证实了这一观点，他们发现，人们认为 UiM 学生在标准化测试中的成绩较差，流失率较高，这种预期会造成一种刻板印象威胁，从而影响学习成绩，并促使这些假设成为现实[32]。由此可以推断，尽管全球都在努力加强从 UiM 群体中招募学生，但医学学术界的现有氛围可能会阻碍 UiM 学生选择医学作为职业的意愿。毫无疑问，成绩问题部分源于 K-12 和本科教育中的不公平，但在学术医学中存在着调整这些差异的机会，特别是通过教练法。

尽管医学院一直在积极制订政策和完善流程，以招收来自 UiM 背景的学习者，但这并没有转化为普遍的包容性做法以及量身定制的教练需求。Najibi 等的一项研究进一步探讨了 UiM 学生的学习环境和教练需求[21]，作者发现，与占大多数的学生相比，UiM 学生希望教练在教练过程中能够认识到他们的文化背景。Najibi 的研究表明，UiM 的学生认为暴露自己脆弱的一面会给他们带来压力[21]。与此相反，因教练对两个不同群体的需求和预期的看法没有本质区别，从而造成了不和谐的情况。一般来说，学术医学领域的大多数教练都不是来自受教育程度较低的群体，因此，要想成功地与 UiM 学员建立教练法关系，就必须对拟招募成为教练的教师特别关注和进行职业培训。如果没有适当的培训和对教师的认识，教练工作可能会造成无意的伤害。即学习者可能会在无意中感到自己被忽视，感到自己没有被接纳，害怕受到歧视，自尊心降低，压力和焦虑增加。这种无意伤害还可能导致学习成绩下降，并因长期压力而引发身体和精神疾病。偏见还可能会进一步内化，成为自我应验。所有这些在住院医师培训期间都能观察到。

教练需要自我意识来识别和减少偏见

基于“不伤害”这一基本的伦理指导原则，我们可以借鉴性别平等专家 Michelle King 提出的 4Ps 不公平理论（表 8.2）[33]来帮助缓解医学界存在的与种族相关的不公平现象。目前，在招募 UiM 方面，人们过度聚焦于政策和流程，这掩盖了 UiM 的生活经历，可能会在无意间强化排他性。为了给所有类型的学习者提供一个合适的教练环境，我们需要做更多的工作来接受各种做法并解决个人信仰问题，尤其是因为建立教练法关系可能经常需要多数群体-少数群体间的配对。尽管有些隐性偏见是作为一种生存机制而形成的，但这些偏见并不一定是大脑固有的，也不一定是有遗传性的。社会心理学家认为，偏见的影响会随着环境的变化而变化，因此，改变个人的偏见是可能的，尽管这种改变既不容易，也不可能一蹴而就。因此，教师发展对于实现朝着包容被教练者差异的方向转变至关重要。了解了个人（人际）层面的偏见，就有可能开始了解社会和结构上的不平等。最常见的盲点是认为别人有偏见，而自己没有；而成长发展方面的工作始于认识到我们每个人都有偏见和盲点。内隐联想测验（implicit association test，IAT）有助于了解个人在意识之外的想法和感受[34]。IAT 通过测量反应时间来推断概念词之间的关联强度和对刻板印象的评价。例如，通过测试白种人、黑种人是否同样与表示人类和动物的词汇相关联，就能检验白种人是否对黑种人存在非人化的看法[34]。必须认识到，IAT 反应时间不一定与内隐偏见有关，也不一定能预测行为。它可能只是揭示个人心理活动的一种方法。

隐性偏见是多层次和复杂的。因此，无意识偏见培训是复杂的，其培训结果难以衡量，而且缺乏有效减少偏见的证据[24]。具有讽刺意味的是，无意识偏见培训可能会使偏见正常化（变得更加严重）。对教师发展

表 8.2 解决不公平问题	
政策	医学院加强招收少数族裔学生的政策
过程	从多方面扩大对不同学生群体的影响的过程
实践	教师如何与不同的患者互动；教师如何在课堂和诊所与不同的学生和住院医师群体互动
个人信仰	偏见和成见；例如，对休产假 / 陪产假的负面看法

改编自 The Four Ps of Inequity：King M. How to address gender inequity in your organization. Harv Bus Rev.September 16，2020.

来说，通常认为有用并强烈推荐的是反思自己的身份，以充分认识到自己生活中所拥有或缺乏的特权，并通过关键事件（图 8.2）揭示自己是如何意识到自我身份的。意识到自己的身份有助于探索它如何塑造了自己的经历和世界观，以及如何在生活中体现出来。这些叙述既不是独一无二的，也不是客观的，而是作为一个更大的共同文化或群体的成员所接收到的统一信息[24]。这些反思本质上是为了帮助我们更好地了解自己，使我们在接受他人的生活经历时更加开放和谨慎，并作为教育工作者和医务人员时能将偏见的影响降到最低。Lindsey 等使用了以反思为基础的多样性培训，“鼓励参与者思考他们过去在偏见方面的经历，回顾发生了什么、他们是如何应对的、他们希望自己在当时的情况下有什么不同的做法，以及他们希望将来有什么不同的做法”[35]。他们发现，从这种培训中获益的是那些具有较强的内在动机去减少偏见的人；在学术教练背景下，考虑到所有参与教练工作的教师都是以帮助学习者为唯一目的，很可能具有较强的成功动机，因此，作为必然结果，他们希望减少自己的偏见，这种培训方法就显得尤为重要。

在对待多样性的问题上，尤其是种族主义相关问题，人们往往保持一种固有的沉默惯性，因为在教育环境中，这类话题并不经常被拿来讨论或教授。开诚布公地讨论种族问题会让一些人沉默，可能会引起争论，会让一些人产生抵触情绪，如果处理不当，还会阻碍对种族问题进行富有成效的讨论和传播相关的知识，同时也会使种族等级制度继续存在[24]。处理种族差异的一种常用方法是秉持肤色盲的原则，不“看到”种族，以支持任人唯贤；这种意识形态的基础

自我认同

我们非常重视自己的故事，重视我们的身份。但我们如何知道这些身份是什么？我们又是如何形成这些身份的呢？编织一个关于您的信念、您的身份的故事。
我是“________________________”（一位白人妇女、印第安男人、黑人外科医生、法国摩洛哥歌手、中年男医生、中年妇女、亚洲工程师……）。无论您的身份是什么，都可以填到空白处。想想您认为自己最重要的身份（最多2个）。

酌情思考以下问题（10 分钟）
- 您是从什么时候开始知道有一种被称为性别（如果女性或男性是您最强烈认同的身份）、种族（如果种族是您最强烈认同的身份）、族裔或×××××（您最强烈认同的身份）的东西的？
- 您是如何了解到自己的这一身份的？是从家庭成员那里吗？是通过朋友的一个玩笑吗？
- 那次经历/事件是什么？这些被称为关键事件的事情塑造了我们的身份以及我们对他人的看法。

在脑海中回忆这个故事（5 分钟）。

这样做的目的是
- 彰显并强化我们对自身身份的认知；揭示我们身上所携带的那些可能影响我们做出选择的因素。
- 进行如下反思
  - 这种身份是如何塑造我的人生经历的？
  - 我们是否在不知不觉中（盲目的自我）从身份层面发出了某些信号？
  - 这些信号是如何影响我们在面对与我们截然不同的同事和（或）下属时的表现及（或）与之的互动方式的？

图 8.2 对身份的反思

是“承认种族是种族主义的先决条件，因此不承认种族会减少种族主义”[29]。然而，对肤色视而不见会使他人的生活经历无效。由于缺乏关于种族问题的对话和学习，许多人对当今背景下的种族主义持有一种简单化的理解。有些人认为种族主义是非此即彼的二元概念——种族主义意味着因为他人的种族而故意不喜欢他们，因此是不道德的，而没有种族主义就等于好的。实际上，对种族主义的理解在于探索社会中存在的种族社会化和种族动态背后的结构性驱动因素[24]。值得记住的是，种族是在欧洲殖民统治时期作为划分和控制人口的工具而发展起来的；种族并不具有生物学意义，它只是一种表型特征[36]。随着时间的推移，种族的含义发生了变化，以适应政治需要，并宣称黑皮肤人种低人一等[36]。这种说法导致白人在健康方面比其他群体有明显优势[37]。《白人的脆弱性》(*White Fragility*)所附的阅读指南[24]是一个支持探讨种族社会化和理解种族动态的存在及其对鸿沟两端的人影响的实例资源。Layla Saad 所著的《我与白人至上主义：对抗种族主义，改变世界，做个好祖先》(*Me and White Supremacy*: *Combat Racism*, *Change the World*, *and Become a Good Ancestor*)一书是一个潜在的工具，它可以帮助我们进行必要的个人反思工作，以了解种族主义是如何存在于当今社会，并在我们的日常交往中显现出来的。Layla 写作这本书源于她想成为后代好祖先的热忱[38]。作家 Rhonda Magee 建议从正念的角度来处理日常生活中可能遇到的种族主义困境[39]。同样，Michael Mensah 指出，承认白人的特权是缴纳“多数税”的第一步，其目的是改变学术医学中与种族有关的做法[40]。对于希望与来自边缘化群体的医学学习者合作的教练而言，所有这些考虑因素都应成为其持续发展工作的一部分。

开展包容性教练的技巧

消除偏见是一个终生的自我发展过程。有意识地花时间去做决定，而不是用直觉去做决定，这有助于使决策去自动化，这在教练过程中可能意味着不对被教练者轻易下结论，而是花时间去了解他们的生活状况。有意识地避免归类和泛化，而是在说话时关注个体差异（例如，与其说“男孩喜欢恐龙”，不如说“这个男孩喜欢恐龙”），这些都是避免刻板印象的有效策略。教练或被教练者都有可能造成微冒犯。微冒犯是指“日常言语、行为或环境中短暂而常见的侮辱，这些侮辱无论是有意还是无意，都传达了对边缘化群体的敌意、贬损或负面轻视和侮辱之意”[41]。重要的是要解决微冒犯问题，而不是解决冒犯者。建议的策略包括：当被他人指出存在偏见时，要乐于接受，关注信息本身，而不是传递信息的人；有了解他人经历的意愿；对差异泰然处之。教练可以邀请被教练者提供有关包容性的实时反馈。

可以进行换位思考，即有意识地尝试想象和感受他人的观点，对减少隐性偏见特别有效[26]。在一项研究中，为了正式验证这一点，研究人员向护士展示了黑种人或白种人患者表情痛苦的图片，并询问他们会建议给患者服用多少止痛药。当护士被告知要使用最佳判断时，向白种人患者推荐的止痛药明显多于黑种人患者，而当护士被告知想象患者的感受时，无论患者是何种种族，推荐的止痛药剂量都是一样的[26]。

虽然换位思考和关注学习者的肢体语言和态度有助于了解学生或住院医师的情况，但也可能导致误解和曲解。正如 Nicholas Epley 根据他对读心术的研究提出的建议，与其努力设身处地地为他人着想，不如提出能够揭示具体情况的问题，从而使学习者获得真正的成长[42]。在教练法术语中，这被称为“有力提问”，即从“为什么”转向“是什么”和“怎么做”的问题。

教练必须全神贯注地倾听学习者提供的所有事实以及他们的感受，而不是预设想要看到某种特定结果的内在企图，这种倾听方式被称为第三层倾听[43]，可以通过练习来掌握。作家兼教授 Richard Boyatzis 是领导力发展、情商和行为改变领域的权威专家之一，他提倡以神经科学为基础的教练法，即用同情心促进被教练者的改变和成长[44]。沿着同情式教练的思路继续前进，我们可能会联想到非暴力沟通，它主张以一种允许我们以同情的方式传递和接收信息的模式，与我们自己和他人建立联系。因此，当被教练者坦诚地表达，而教练以同情的方式接受时，沟通就变得真实可信。教练观察学习者的行为，能够理解这些行为背后的感受，并感受到这些行为背后的需求；有了这些知识，教练就能有效地促进有力提问过程，从而促进学生和住院医师的成长和发展[45]。在这种环境中，双方充分信任，建立了真正的默契，教练和被教练者在举止、语言、体态、步伐和精力方面相互映照，大脑中模仿他人行为和情绪的镜像神经元系统就会被充分调动起来[46]。

动机访谈（motivational interviewing，MI）和欣赏式探询（appreciative inquiry，AI）是成功应用于教练的另外两种提问技术。教练往往很难克服被教练者对改变的抵触情绪。在这种情况下，MI 非常有用，因为 MI 是一种促进性和合作性的访谈，而不是指令性的。它以目标为导向，而不是以个人为中心。重要的是，与外部动机相比，MI 更注重内部动机，因此有可能产生持久的效果。MI 的过程首先是评估被教练者是否做好了改变的准备，然后根据学习者的个人需求制订计划，最终使其坚定地致力于改变。教练应善于反思倾听，并具有同理心[47]。如果方法得当，使用 MI 进行的教练法课程就像是教练与被教练者之间的一场配合默契的双人舞蹈。

如第 1 章所述，AI 是一种积极的、基于优势的学习和培养方法，对建立自信非常有益。AI 的基础是寻找生活中的积极故事，这些故事可以帮助被教练者建立自己理想中的未来[48]。

结论

教练法是培养自主终身学习能力的有效方法。然而，在医学学术界，由于边缘化和结构性种族主义的遗留问题，教练法项目要想取得成功，就必须深思熟虑，在伦理和包容的基础上设计适当的教师发展项目。这种发展应该是一种持续不断的努力，而不是一次性的活动。一个训练有素的教练可以给学习者带来脱胎换骨的改变，特别是对于来自边缘化群体的被教练者。对教师而言，与这种与投入相关的个人和职业发展也会带来丰厚的回报。

核心要点

1. 教练可以依靠大量可用的伦理原则，但应知道仅靠这些原则并不能维持教练法关系。伦理困境不可避免地会出现，这就需要教练有自我意识、反思和寻求帮助的意愿。
2. 教练可以提供分流服务，将被教练者转到适当的转介机构，确保所有学习者无论其个人或社会环境如何，都能获得取得成功所需的适当资源。
3. 教练必须意识到被教练者所走过的路是独一无二的，并应努力理解每位被教练者的起点和历程。
4. 在教练法关系中处理多样性问题时，教练必须避免做出假设，而应依靠深思熟虑的询问。让被教练者感到自己是被包容的，其根源就在这些最初的接触之中。

5. 不能低估教练内在工作的重要性，即通过其身体、头脑和心灵的自我组织来了解自己的偏见、习惯和偏好；正是这种内在工作使教练能够保持开放的心态，并成功地与学习者互动。

进一步思考的问题

1. 当遇到伦理困境时，教练有哪些资源来维护他们与被教练者之间的关系？又该如何让教练获取这些资源？
2. 医学院和住院医师培训项目应建立哪些系统，来评估和满足边缘化人群多样化的教育需求？
3. 教练如何才能学会理解来自边缘化群体的被教练者的独特学习环境，并特别关注其文化背景，从而避免无意中造成包括流失在内的更多伤害？

注释参考文献

DiAngelo R. *White fragility: Why It's So Hard for White People to Talk About Racism* (Audiobook Narrated by Amy Landon). Beacon Press; 2018.

这是一部文笔优美的叙事作品，很可能会吸引那些想要深入了解为什么不可能实现“肤色盲”以及如何学会应对种族主义的人的注意力。

Harro B. The Cycle of Socialization. *Readings for Diversity and Social Justice: An Anthology on Racism, Sexism and Semitism, heterosexism, classism, and ableism.* New York, NY: Routledge. 2000:15–21.

这篇文章非常清楚地说明了社会化是如何在我们往往没有意识到的情况下影响我们对世界的看法的。任何想进一步了解无意识偏见形成的人都可能从 Harro 的文章中受益。

Implicit Association Test. Project Implicit. https://implicit.harvard.edu/implicit/takeatest.html. Accessed July 30, 2021.

A great resource to start to understand unconscious bias one may be carrying

这是开始了解自己可能带有无意识偏见的绝佳资源。

International Coaching Federation Global Board of Directors. International Coaching Federation. ICF Code of Ethics. https://coachfederation.org/code-of-ethics. Adopted September 2019. Accessed July 30, 2021.

这是在教练法关系中应遵守的伦理标准的综合清单。

Passmore J, Mortimer L. Ethics in coaching. In Boyce LA, Hernez-Broome G, Kraut AI, eds. *Advancing Executive Coaching: Setting the Course for Successful Leadership Coaching.* San Francisco, CA: Jossey-Bass; 2011:205–227.

这篇文章很好地讨论了伦理原则，阐述了这些原则如何自然而然地引发困境，以及教练如何依靠伦理决策框架做出更明智的伦理决策。

Saad LF. *Me and White Supremacy: Combat Racism, Change the World, and Become a Good Ancestor.* Naperville, IL: Sourcebooks; 2020.

对于任何想要审视自己在种族主义中的无意识想法并解决自身认知盲点的人来说，这都是一部极好的资料。虽然该书侧重于种族问题，但其原则可适用于任何特权情况。任何教练都会从这本工作手册中获益，因为它能帮助教练与不同的学习者群体打交道。

参考文献

1. Ramanathan R. Ethics in Coaching. Coacharya. https://coacharya.com/blog/ethics-in-coaching/. Published January 2, 2020. Accessed July 30, 2021.
2. International Coaching Federation Global Board of Directors. International Coaching Federation. International Coaching Federation Code of Ethics. https://coachfederation.org/code-of-ethics. Adopted September 2019. Accessed July 30, 2021.
3. International Association of Coaching. Ethical principles. https://certifiedcoach.org/about/ethics/. Published 2019. Accessed July 30, 2021.
4. Association for Coaching. The Global Code of Ethics for Coaches, Mentors and Supervisors. https://www.associationforcoaching.com/page/AboutCodeEthics. Updated May 1, 2018. Accessed July 30, 2021.
5. International Coaching Community. ICC Standards and Code of Ethics. https://internationalcoachingcommunity.com/standards-and-ethics/. Published 2020. Accessed July 30, 2021.
6. American Psychological Association. Ethical Principles of Psychologists and Code of conduct. https://www.apa.org/ethics/code. Accessed July 30, 2021.
7. Institute of Coaching. Coaching competencies. https://www.instituteofcoaching.org/resources/coaching-competencies. Accessed July 30, 2021.
8. Brennan D, Wildflower L. Ethics in Coaching. In: Cox E, Bachkirova T, Clutterbuck D, eds. *The Complete Handbook of Coaching.* 2nd ed. London: Sage Publications; 2018:431–432.

9. Passmore J. Coaching ethics: Making ethical decisions–novices and experts. *The Coaching Psychologist*. 2009;5(1):6–10.
10. Passmore J, Mortimer L. Ethics in coaching. In: Boyce LA, Hernez-Broome G, Kraut AI, eds. *Advancing Executive Coaching: Setting the Course for Successful Leadership Coaching*. San Francisco, CA: Jossey-Bass; 2011:205–227.
11. Talbot M. Ethical issues in guidance and counselling in medical education: conflicts in a learner-centered approach and a hermeneutic resolution. *Br J Guid Counc.* 2000;28(1):125–134.
12. Gillon R. Autonomy and the principle of respect for autonomy*Philosophical Medical Ethics*. Chichester, England: Wiley; 1986:60.
13. Shapira-Lishchinsky O. Teachers' critical incidents: Ethical dilemmas in teaching practice. *Teach Educ.* 2011;27(3):648–656.
14. Carroll M. Ethical issues in workplace counselling. In: Crawford M, Edwards R, Kydd L, eds. *Taking Issue: Debates in Counselling and Guidance in Education*. London: Open University Press; 1998:19.
15. Pryor RGL. Conflicting responsibilities: a case study of an ethical dilemma for psychologists working in organisations. *Aust Psychol.* 1989;24(2):293–305.
16. Moore M, Jackson E, Tschannen-Moran B. Design Thinking. In: Moore M, Jackson E, Tschannen-Moran B, eds. *Coaching Psychology Manual*. 2nd ed. Philadelphia, PA: Wolters Kluwer; 2016:125–140.
17. Rogers J. *Coaching Skills: A Handbook*. 3rd ed.: Open University Press McGraw Hill; 2012 Chapter 3.
18. Metzl JM, Hansen H. Structural competency: theorizing a new medical engagement with stigma and inequality. *Soc Sci Med.* 2014;103:126–133.
19. Underrepresented in Medicine Definition. Association of American Medical Colleges. https://www.aamc.org/what-we-do/diversity-inclusion/underrepresented-in-medicine. Accessed January 5, 2022.
20. Hauer KE, Lucey CR. Core Clerkship Grading: The Illusion of Objectivity. *Acad Med.* 2019 Apr;94(4):469–472.
21. Najibi S, Carney PA, Thayer EK, Deiorio NM. Differences in Coaching Needs Among Underrepresented Minority Medical Students. *Fam Med.* 2019;51(6):516–522.
22. Persell CH. Becoming a Member of Society Through Socialization*Understanding Society: An Introduction to Sociology*. 3rd ed. New York, NY: Harper & Row, Publishers, Inc; 1990:98–107.
23. Harro B. *The Cycle of Socialization. Readings for Diversity and Social Justice: An Anthology on Racism, Sexism and Semitism, Heterosexism,Classism, and Ableism*. New York, NY: Routledge; 2000:15–21.
24. DiAngelo R. *White Fragility: Why It's So Hard for White People to Talk About Racism (Audiobook Narrated by Amy Landon)*. Boston: Beacon Press; 2018.
25. Eberhardt JL. *Biased: Uncovering the Hidden Prejudice That Shapes What We See, Think, and Do*. London: Penguin Books; 2019.
26. Agarwal P. *Sway: Unravelling Unconscious Bias*. London: Bloomsbury Sigma; 2020.
27. Castelli L, Nesdale D. Learning social attitudes: children's sensitivity to the nonverbal behaviors of adult models during interracial interactions. *Pers Soc Psychol Bull.* 2008;34(11):1504–1513.
28. Skinner AL, Meltzoff AN, Olson KR. Catching" social bias: exposure to biased nonverbal signals creates social biases in preschool children. *Psychol Sci.* 2017;28(2):216–224.
29. Pahlke E, Bigler RS, Suizzo M-A. Relations between colorblind socialization and children's racial bias: evidence from European American mothers and their preschool children. *Child Dev.* 2012;83(4):1164–1179.
30. Csizmadia A. Racial Socialization in the United States. In: Shehan CL, ed. *The Wiley Blackwell Encyclopedia of Family Studies*. Hoboken, NJ: John Wiley & Sons, Ltd; 2016.
31. Glossary for Understanding the Dismantling Structural Racism/Promoting Racial Equity Analysis. The Aspen Institute. https://www.aspeninstitute.org/wp-content/uploads/files/content/docs/rcc/RCC-Structural-Racism-Glossary.pdf. Accessed July 30, 2021.
32. Orom H, Semalulu T, Underwood W. The social and learning environments experienced by underrepresented minority medical students: a narrative review. *Acad Med.* 2013;88:1765–1777.
33. King M. How to address gender inequity in your organization. *Harv Bus Rev.* September 16, 2020.
34. Implicit Association Test. Project Implicit. https://implicit.harvard.edu/implicit/takeatest.html. Accessed July 30, 2021.
35. Lindsey A, King E, Amber B, Sabat I, Ahmad A. Examining why and for whom reflection diversity training works. *Personnel Assessment and Decisions*. 2019;5(2):82–89.
36. Cerdena JP, Plaisime MV, Tsai J. From race-based to race-conscious medicine: how anti-racist uprisings call us to act. *Lancet.* 2020;396:1125–1128.
37. Jones CP, Truman BI, Elam-Evans LD, Jones CA, Jones CY, Jiles R, Rumisha SF, Perry GS. Using "socially assigned race" to probe white advantages in health status. *Eth Dis.* 2008;18:496–504.
38. Saad LF. *Me and White Supremacy: Combat Racism, Change the World, and Become a Good Ancestor*. Naperville, IL: Sourcebooks; 2020.
39. Magee RV. *The Inner Work of Racial Justice: Healing Ourselves and Transforming Our Communities Through Mindfulness*. New York: Tarcher Perigee (Penguin Random House LLC); 2019.
40. Mensah MO. Majority Taxes - Toward Antiracist Allyship in Medicine. *N Engl J Med.* July 23, 2020;383(4): e23(1)–e23(2).
41. Sue DW. Racial microaggressions in everyday life. *American Psychologist*. 2007;62:271–286.
42. Epley N. *Mindwise: How We Understand What Others Think, Believe, Feel and Want*. New York: Alfred Knopf; 2014 Chapter 8.
43. Kimsey-House H, Kimsey-House K, Sandahl P, Whitworth L. *Co-Active Coaching: Changing Business, Transforming Lives*. 3rd edition Boston, MA: Nicholas Brealey Publishing; 2011. Chapter 3.
44. nSmith M, Boyatzis RE, Van Oosten E. Coach with compassion. *Leadership Excellence*. 2012;29(3):10.
45. Rosenberg M. Nonviolent Communication, A Language of Life. 3rd edition. Encinitas: PuddleDancer Press; 2015 Chapter 1.
46. Rizzolatti G. The mirror neuron system and its function in humans. *Anat Embryol.* 2005;210:419–421.
47. Passmore J. Addressing deficit performance through coaching—using motivational interviewing for performance improvement at work. *Int Coach Psychol Rev.* 2007;2(3):265–274.
48. Gordon S. Appreciative inquiry coaching. *Int Coach Psych Rev.* 2008;3(1):19–31.

第 9 章

成功的教练法项目案例

Hilit F. Mechaber，Donna Elliott，Micaela Godzich，Antwione Haywood，
and Jennifer R. Miller

学习目标

1. 介绍在院校及毕业后医学教育中针对个人和职业发展的学术教练法项目的范例。
2. 明确在设计学术教练法项目时需要考虑的关键元素。
3. 明确在实施新项目时可能遇到的障碍。
4. 认识到吸引利益相关者参与、界定资源以及确定规划一个成功项目所需的合适时间的必要性。

提纲

本章提要

本章中，我们回顾了在医学教育中实施教练法的不同契机，并提供了院校教育及毕业后医学教育中的教练法项目范例，以及同伴教练模式的范例。这些范例为考虑实施学术教练法项目的机构提供了模板，并为规划项目时需考虑的各方面问题提供了深入的见解。我们明确了成功的教练法项目所需的资源，回顾了关键利益相关者，并介绍了实施和评估这些新颖项目所需的后勤措施。

引言

医学院如何以包容且恰当的方式来最好地迎接及培训新生？住院医师项目如何通过教练法构建共同体？当全球疾病大流行来临，要求学习者和教师以陌生的方式进行学习和交流时，医学教育如何适应？教练法是学生成功的秘诀，它可以帮助回答这些问题。其核心是，我们重视学生挖掘其内在动机、开展反思性实践以及进行批判性思维。教练法的魅力在于，我们可以激励学生牢记他们是自己生活中的专家和领导者。教练为被教练者提供时间和安全的空间，让他们反思自我并对巧妙提出的问题进行回应。这些问题有力地推动了学生发现如何从现状提升到他们想要达到的状态，成为想成为的人。慷慨倾听而不直接提供建议，不仅能提高学习者换位思考的能力，还能增强他们的自我同情能力。教练让被教练者坐在“驾驶员”的位置上，以培养韧性，换句话说，就是在面对挑战时保持灵活应变的能力。培养韧性是预防职业倦怠的重要手段。韧性的个体因素包括自我监控的能力、界限设定，以及促进养成积极应对困难挑战的态度。以下是有效教练法项目的范例。

范例 1：院校医学教育职业发展教练法项目

Donna Elliott

项目说明

在我们的医学院——南加州大学凯克医学院，我们为医学生创建了一个职业发展教练法项目，旨在帮助他们充分发挥作为医学生和学生医师的潜力。该项目支持教练与被教练者之间建立开放的联系，并在整个院校教育期间培养一种纵向的、开放的关系，提供必需的会面和根据需要进行额外交流的机会。教练的角色是为学生提供一个情感上安全、无批判且无条件支持的氛围，并通过分享相关的专业和个人经验来展现自己的坦诚，从而建立信任关系。教练有时也会充当导师或顾问的角色，因为完全区分这些角色极为困难。

在入学时，学生会被随机分配给由教师担任的教练。教练与被教练者在迎新周初次会面，以自我介绍开始建立沟通渠道及信任感。在最初的会面中，学生和教练会审查并签署一份教练协议。协议规定了教练和学生之间的关系和期望。教练会收到关于学生表现持续且全面的数据，这些数据包括学生的叙述性评价、考试成绩、等级、缺勤情况、职业素养缺失情况、同伴评估、评估完成率及其他相关作业信息。在每次会面之前，教练会使用专门设计的信息展示面板（dashboard）来查看相关数据和提交的材料，并确定与学生讨论的内容范围。教练帮助学生确定 SMART 目标（specific，具体的；measurable，可测量的；achievable，可实现的；relevant，相关的；time-based，有时限的），并制订实现目标的计划。教练课程会被记录下来，为未来的会面提供参考，以评估和促进学生的职业成长与发展。在之后的会面中，教练和学生将回顾这些目标的进展情况，并进行必要的调整。这些记录仅供教练、学生和担任教练法项目主任的学生事务助理院长查阅。

教练应利用医学院的资源进行转介和提供支持，而并非要解决所有问题。教练要与医学生健康办公室、学术支持服务办公室和学生事务办公室紧密合作，以确保所有问题都能得到解决，所有学生能获得适当的支持。此过程由学生事务助理院长监管。

项目目标

1. 提供一个安全的空间，以便反思学术、个人和职业表现。

2. 确保学生的身心健康，并协助发展其韧性。

3. 协助设定目标，并要求学生对实现这些目标负责。

4. 鼓励学生养成不断反思、设定目标和终身学习的习惯。

项目实施

将教练法项目纳入职业认同形成（professional identity formation，PIF）课程中。该课程横跨临床前阶段，包括医学院的前 18 个月，但教练会在整个 4 年中持续与学生合作。与其他教练法项目的情况一样，教练可能扮演多个角色。教练两两搭档开展工作，共同担任 24 名学生的教师辅导员。每一批新入学的医学生都接受一组教练的指导。PIF 课程为教练的模式提供了框架，使学生有机会获得知识和技能，并促进个人及其职业成长。

每个教练在整个 4 年中跟踪一组学生，在临床前阶段的会面更频繁。在此阶段，教练在指定时间与每位学生大约会面 5 次，然后在毕业前每学期大约安排 1 次会面。每次教练课程会对一些一般性问题进行回顾，包括学术表现和职业素养。其中还包括一些学生在医学院期间至关重要的特定发展“里程碑”相关的主题。会面期间，会回顾预先布置的必做任务，还可以根据学生要求添加其他讨论议题。每个教练将负责每个班级 12 名学生，总数最多不超过 24 名学生；学生群体将由来自同一年级不同的班级组成。

教练是医学院的临床教师，可根据需要在会面期间为学生提供所需的支持。在临床轮转期间，学生不会被分配给他们的教练或非教练的 PIF 教练进行评估。有意向的教师必须申请成为教练，若获选，则需同意该项目的各项要求。申请和选拔过程非常严格，由学生事务助理院长和 PIF 课程联合主任进行招募并做出最终选择。教练来自各临床专业，包括全科和外科亚专业。每位教练每周工作半天，获得相当于约 0.1 个全职等效时间（full-time equivalent，FTE）的教学津贴报酬。这可能表示买断了他们 0.1 个 FTE，也可能是他们的临床工作已满，而津贴表示他们超负荷的教学工作报酬。这 0.1 个 FTE 既包含教练工作，又涵盖了 PIF 课程的授课时间。教练在开始担任这项工作前会接受持续的教师发展培训，并在每学期定期参加教师发展会议。开学第一年的教师发展培训由美国医学会教练法项目（American Medical Association coaching program）的教师主持的虚拟课程开始，旨在将现有的学员指导项目转变为教练法项目。教师发展负责人提供教练法培训课程，这些课程在每学年年初及后续阶段都会持续开展。教师发展课程涵盖诸多关键主题，如有效引导、教练与指导的区别、有效的教练策略以及 PIF 课程或教练过程中出现的其他主题。教练会随时了解学生生活中的最新动态，并获得有关课程和医学院的最新消息。

评估

项目评估

项目评估旨在评估教练法项目对学生个人的影响、项目的有效性和设计情况、项目目标的达成情况以及项目质量的改进。要同时收集定量和定性数据并对其评估。定量数据评估诸如教练法项目对学业成功的影响、职业素养方面的缺失情况，以及对健康项目、咨询服务和学术支持服务等资源的利用情况。我们还与教师和学生举行了焦点小组会议，以探讨本项目更多成功的细节和待改进的地方。

学生评价

教练不对学生进行评估，而是维护一个中立和安全的空间，以帮助学生反思和设定目标。学生在医学院学习期间的不同阶段完成引导性反思，这样教练和学生可以通过这些反思回顾并讨论职业成长情况。为了让学生达到预期目标，教练法项目要求学生参与并完成规定的任务和课程。

范例 2：院校医学教育职业发展教练法项目

Micaela Godzich

项目说明

在加州大学戴维斯分校医学院，我们收到了一些反馈意见，认为学生与教师之间没有建立起有意义的联系，并希望教师在他们的职业认同发展方面提供更多的支持，因此我们为医学生制订了一项学术教练法项目。

项目目标

1. 增强医学生与教师之间有意义的联系。
2. 提高教师对医学生 PIF 的支持。
3. 促进学生临床技能的发展。
4. 在可信赖教师的支持下，通过持续的自我评估，建立一种不断自我完善的组织文化。

为实现这些目标，我们开发了一个项目，由专门的临床医生教师在学生 4 年的学习过程中对他们进行纵向教练。教练既帮助学生发展个人的职业认同，也帮助他们掌握成为成功医生所需的临床技能，但不参与所教练学生的评估。

教练与学生有两种不同的互动方式。他们在一对一的教练课程中与各自的被教练者互动，指导他们进行自我评估、发现挑战和机遇，并通过使用 SMART 格式设定目标，同时设计个人职业发展计划。此外，教练还在临床技能课程中担任教师，指导由他们教练的学生组成的小组。通过这种双重身份，我们的教练不仅帮助学生掌握临床技能，又促进了他们职业认同的发展。这种双重角色是一种有意的干预措施，旨在建立教练与被教练者之间的关系，这种关系是建立在共同职业身份（成为医生或正在成为医生）之上的。在与教练团队成员进行的小组临床技能课程中，教练所展示的专业知识使他们在被教练学生心目中作为临床医学教育工作者的身份合法化，即获得了学生的信任。这种经验证的身份反过来验证了教练在以职业身份发展为重点的一对一教练课程中为学生提供的支持和反馈的合理性。

情景 1

Smith 博士负责医学基础这门贯穿临床前阶段的课程，这是她在医学院课程改革期间开发和实施的。学生们很重视将职业认同形成（PIF）融入其临床前课程和临床技能学习体验。然而，他们反馈希望在职业探索方面得到更多个性化的指导。他们希望更早地开始“与教师建立关系”。Smith 博士迫切希望开发一个个性化的教练法项目，以促进学生学术、个人和职业成长。她认为，尽早与教师建立联系可改善整个医学生体验中缺失的一环。遗憾的是，由于课程改革的支出增加，她听说的只有预算削减的消息。教师已经承担了小组教学引导者的工作。她担心无法招募到任何教师担任教练，也没有资源投入到教师发展中。她不确定如何向管理层提出这个想法，并正在努力探索合适的做法。

思考问题

1. Smith 博士在资源非常有限的情况下可以做些什么来实施教练法项目？她应如何招募教师？
2. 她可能遇到哪些具体的障碍？
3. 应向哪些关键利益相关者提出建议？哪些成果可以为教育领导者考虑这项投资提供理由？

项目实施

在医学生入学的第 1 年，我们的纵向学术教练法项目将从 16 名教练中为每名医学生随机指派 1 名。每个教练在每年级平均指导 8 名医学生，总共约 32 名学生。16 名教练都是医学院的临床教师。医学教育办公室为教练的工作会给其所在的系提供 0.2 FTE 的资金。选定的教练主要来自全科医学系，约 75% 在 5 年内完成了住院医师培训。

教练应参加学校的重要活动，包括入学典礼、住院医匹配日和毕业典礼。通过提供餐食资助，鼓励教练团队开展社交聚会；每位教练每年为整个教练团队举办 2 次社交活动。这些团队聚会鼓励处于不同培训阶段的学生之间提供同伴和近同伴的支持与指导。在 COVID-19 大流行期间，这些互动形式被教练在学生重大活动中的在线参与和与学生教练团队的在线"欢乐时光"所取代。

教练每周需预留出 2 个半天的时间，以保证能持续参加为每个教练团队举办的临床技能课程。第 1 年大约 30 节课，第 2 年 20 节，第 3 年 8 节。这些小组课程是纵向临床技能课程的基石：教练指导学生小组通过标准化病人进行体检和问诊技巧练习，并回顾临床病例以培养临床决策能力。为避免教练在学习者的学业生涯中扮演任何评估角色，学生的技能掌握情况由其他教师（包括其他教练）评分。教练负责为非其教练团队的学生组织观察性标准化临床考试（observed standardized clinical examination，OSCE）和临床表现考试（clinical performance examination，CPX）。

除了这些临床技能课程外，在每届学生重要的过渡时期，教练还需每年至少与所有被教练者一对一会面 3 次。对学生来说，重要的过渡期主要包括第 1 学年的第 1 个月、USMLE 第 1 阶段考试前的专门准备时间之前、第 3 年首次临床实习后，以及第 4 年计划申请住院医师培训的初期。

在一对一的教练会面中，教练和被教练者通过信息展示面板回顾学生的学业成绩，面板总结了学生入学前和在医学院期间的学业成绩，其中包括实习期间的所有评分和叙述性评价。教练应支持学生不断进行自我评估，并使用 SMART 格式设定短期和长期目标。此外，当需要补救时，教练会回顾学习者的标准化临床考试视频，以讨论改进的机会。

教练还会根据需要引导被教练者获得适当的资源，并与学校健康办公室的服务提供者和工作人员以及学术支持部门的教育专家保持持续的工作联系。此外，教练还协助被教练者在其感兴趣的专业领域寻找教练。

教练会在一个内部在线系统中记录他们与被教练者的会面情况，该系统可追踪会面日期，并能以自定义文本描述会面的内容，还能为会面赋以指定的标签，以明确这些会面所针对的是学业问题、个人问题、标准化考试准备、职业认同还是其他问题。该系统是保密的，仅供个人教练和教练法项目负责人访问，它可用于提醒教练注意学生在整个纵向关系中的发展轨迹。此外，通过收集标记了的数据，还可以对一对一会面中所讨论的主题进行回顾，这反过来又为教师发展的内容提供了参考。

教师发展

教练的初步教师发展是通过为期半天的互动式务虚会进行的，会上回顾了该项目的结构、教练法的概念（区分于指导与建议）、有效反馈以及与不同学习者的合作。此后，在没有小组课程安排的日子里，每个月举办 90 分钟的教师发展课程。这些课程的一般结构通常包括讨论一个具有挑战性的教练场景，邀请嘉宾介绍学校资源和新的课程计划，或讨论有效教练的概念。邀请的嘉宾包括学生进展委员会成员、健康办公室主任，以及外部机构的教育专家。为了提供更深入的教师发展并鼓励积极参与，我们每年举行 2 次为期半天的务虚会。内容包括工作坊、使用 SWOT（strength，优势；weakness，劣势；opportunitie，机会；threat，威胁）分析法对教练法项目进行评估，以及共进晚餐，从而在教练之间营造一种集体感。在 COVID-19 大流行期间，所有这些会议均通过 Zoom 视频会议平台继续进行，并提供了 DoorDash 餐饮代金券，供教练在会议期间订餐。

该项目的结构和教师发展的内容由学生事务副院长和教练法项目负责人共同设计。教练法项目负责人也是该项目的教练，并有额外的 0.2 FTE 专门用于教练法项目的开发和参与医学教育管理办公室的工作。此外，该项目还有 1 名专职行政助理（0.5 FTE），负责协助项目的创新发展、维护教练网站、协调会议并通过电子邮件提醒教练，确保他们完成任务。

评估

该学业教练法项目最初是根据毕业生问卷调查的结果制订的，目前已进入实施的第 3 年。在实施学业教练法项目之前，毕业生问卷调查显示，大多数学生感觉与个别教师缺乏联系，缺少指导（由美国医学院校协会定义）。在对一年级和二年级医学生进行的调查中，他们对教练的满意度评价都是积极正面的。目前毕业生的调查问卷中，与教师联系的相关问题也得到了显著改善，我们将其归功于该项目的实施。

针对学生、教练和医学教育办公室同事的持续调查记录了我们项目的进展情况和产生的影响。一位教育专家和分析师与教练法项目的领导层合作，以确定跟踪教练法项目影响的最佳策略，并确定未来的发展方向。

范例 3：同伴教练以促进学生成功

Antwione Haywood

项目说明

传统的学生-同伴模式侧重于指导和辅导[1]，而在文献中，教师-学生教练模式往往比由学生驱动的同伴教练模式更为清晰明确[2-3]。在印第安纳大学医学院，我们的学生-同伴教练是同伴学员在接受其教育培训过程中为他们提供指导的关键人物。同伴教练作为中立一方，会接受相关培训，以便教练同伴克服他们所面临的许多相同的挑战。教练的目标是发挥倾听者和指导者的作用。我们鼓励同伴教练相信被教练者才是自身成长道路上的专家，教练要充当思维伙伴的角色，而非辅导员、顾问或正式导师。我们的同伴教练通过协助被教练者培养自我效能感和批判性思维技能，帮助其设定并实现学业、社交、健康和职业目标。此外，由于学生来自各行各业，并且可能是多校区系统的学生，结构化的教练法项目可通过提高各校区体验的一致性，帮助学生消除差异。

情景 2

一名被教练者前来参加秋季学期与同伴教练的会面。其报告说："我的临床带教老师告诉我在诊所里需要穿得更职业一些，我不明白这有什么大不了的，我觉得我的衣服在医生办公室里看起来挺合适的。而且我有很多贷款，真的负担不起买新衣服。"

思考问题

1. 同伴教练如何帮助被教练者探讨"职业装"的含义，并以公平的方式更好地满足带教老师的期望？
2. 在这种情况下，由同伴而非教师担任教练有哪些优势？
3. 选择同伴作为教练是否有不利之处？

项目目标

1. 提高自我效能感和成功率。
2. 为同伴间的互动提供正式的组织形式。
3. 培训学生领袖的沟通和教练技巧。
4. 确定补充性的学生事务资源，以支持被教练者的教练过程。

项目实施

每名教练负责 6 ～ 8 名被教练者。教练由二年级医学生担任，负责一年级的新生。他们通过一个两阶段的面试遴选出来，并在暑期接受培训。教练和被教练者在迎新期间参加 1 次互相了解对方的会面，此后这对组合在秋季学期会面 2 次，春季学期会面 1 次（具体次数可根据教练 / 被教练者的实际情况而定）。未达到最低要求的学生将收到学生事务团队的跟进邮件。教练和被教练者签署一份教练协议，规定双方的期望目标。被教练者需要完成一系列答题，以评估其是否准备好接受教练。问题 1 要求学生考虑自己的成长领域；问题 2 要求学生反思自己是否愿意接受改变；问题 3 要求学生反思自己是否相信改变是可能的。这些问题将由同伴教练审查。

同伴教练的培训围绕四大支柱展开：指导、倾听、责任和 SUPER 教练模型（后文详述）。

指导

同伴教练的主要工作是指导被教练者实现自己的目标。教练会提出一些开放式的、发人深省的问题，这些问题涉及学生生活（如归属感、联系）、学业（如我担心这门课不及格，我该怎么办？）和个人生活（如我该如何应对乡愁？）等。同伴教练需要以伙伴的身份帮助被教练者学会自己寻找问题的答案，而不是告诉他们该做什么或妄做判断。

同伴教练要接受培训，通过询问被教练者过去面临的问题，帮助他们为将来处理类似情况做好准备，同时也会询问一些学生从未留意过的问题。提问过程的目的在于激发被教练者自身的智慧。同伴教练鼓励学生自己去寻找答案，并与最佳资源建立联系，如教师顾问或导师。一般来说，同伴教练会通过引导学生回顾过去表现出的韧性、智慧和上进心等方面来开展工作，并围绕这些主题，教练的工作目标会转向设计预期目标、讨论可能遇到的障碍以及将消极答案转化为积极答案。

倾听

倾听需要同伴教练成为无私的、无评判的思想伙伴。通过全心全意地关注，教练为被教练者提供客观的支持。倾听这一支柱主要靠教练提出有力的问题，帮助被教练者克服障碍，找到内在动机，并寻求资源。例如，如果一个人正在为无法成为最佳表现者而挣扎，教练可能会帮助被教练者把注意力集中在他们之前面对逆境时表现出的成长心态上。教练在倾听时需遵循以下原则：

1. 不做评判，以开放的心态进行每次对话。你应该试着站在被教练者的角度考虑问题，但不要强迫被教练者站在你的角度考虑问题。

2. 保持极大的耐心，不强求与你想法一致的结果。不要打断对方，也不要害怕在回答之前花些时间整理思绪。沉默和等待是一位好的倾听者最好的“朋友”。

3. 深思熟虑、充满鼓励且直接做出回应。当你给出答案的时候，通过重复或重述，直接引用发言者刚刚讨论的内容。

4. 记住并跟进发言者分享的内容。如果一位被教练者真的很担心明天的考试，不要忘记在下次会面时询问，或者给他们发电子邮件联系。

可靠的伙伴

可靠的伙伴不仅是每次出现时都准备充分的人，也是一个期望他人也准备充分的人。同伴教练通过帮助学生设定可实现的目标，并期望其达到，使他们能够保持对自己成功的承诺。例如，如果学生既往有睡眠不足的情况，同伴教练可能会与他们一起查看被教练者的睡眠时间表，要求他们明确学习开始和结束时间，帮助他们制订睡眠时间表。如果睡眠问题变成长期问题，则可能需要寻求其他资源。教练接受过培训，需遵循以下指导原则来落实对被教练者的责任管理工作：

与教练伙伴的第一次会面应包括

1. 完成教练和被教练者的教练协议。

2. 选择一个本学期要实现的 SMART 目标。SMART 目标应是被教练者希望发展、保持或减少的目标行为。

3. 询问被教练者如何支持他们保持责任心。

SUPER 教练法

同伴教练要在多种不同情境下，与具有各种各样需求的学生合作。例如，一些被教练者可能希望专注于学业。一些学生可能希望专注于身心健康，而另一些学生则可能希望专注于设定和实现个人目标。为了研究和解决这些问题，同伴教练可以引导学生运用 SUPER 教练法模式。这个模式允许教练帮助学生创建：

1. 对当前行为的自我认知（**s**elf-awareness），什么是当前对你最重要的？

2. 了解（**u**nderstand）当前行为如何影响目标

- 相对于完美，更好的行为会是什么样的？

3. 提出（**p**ropose）改进或改变当前行为的建议

- 下次你想怎么做？

4. 评估（**e**valuate）重塑的方案

- 哪些选项能帮助你更接近目标？

5. 面对沉重压力的问题（对被教练者影响较大的问题），从消极角度重新构建（**r**eframe）为积极角度，并尊重界限

- 我们如何能向某个目标前进，而不是逃避它？

被教练者的责任

被教练者负责制作一个教练过程的档案袋，并按要求保留以下内容：

- SMART 目标
- 具体的（specific）、可测量的（measurable）、可实现的（achievable）、相关的（relevant）、基于时限的（time-based）
- 进度情况

写 1 ～ 2 段文字，回答以下问题：

- 描述你是否达到了你的 SMART 目标以及原因
- 描述你是否喜欢这个项目
- 描述你在与教练合作开展自我管理项目中的经验和收获

项目评估

同伴教练法项目通过被教练者的评估进行正式衡量，一般来说，评估的重点是满意度、自我报告的收获和与教练会面的实用性。此外，通过同伴教练法项目改善学业和社交参与度也是大家普遍关心的问题。评估调查在学年结束或临近结束时进行，其目的是：

- 收集关于同伴教练法项目的有效性和学生满意度的反馈
- 衡量该项目在帮助学生为学业、社交和健康做好准备方面的成效如何
- 评估该项目对学生成长和发展的贡献

范例 4：儿科住院医师培训中的毕业后医学教育教练法项目

Jennifer R. Miller

项目说明

2013 年，为响应住院医师对传统教师指导制度提出的反馈意见，我们开发了一个纵向教练法项目，重点在于为我们的儿科住院医师培养目标设定和终身学习技能。我们相信，教练法体系不仅在医学知识掌握方面，还有助于在医学职业生涯的各个方面推动重要的个人反思，并提高成长能力。

情景 3

Jeff 是一名第 1 年住院医师，他收到了分配给他的教师教练的一封电子邮件，要求安排他的第一次一对一教练会面。他在住院医师迎新时见过他的教练，但一直没有额外的时间进行后续联系或投入自我发展。现在，他正处于在重症监护病房最繁忙的 1 个月，他觉得几乎没有时间应对“生活”。他在阅读或培训期间的考试学习方面已经落后了。教练会面是他最没有时间安排的事情。Jeff 忽略了多次电子邮件提醒，然后礼貌地回复，要求推迟，理由是“在我轮转这个病房的这个月里没有时间”。教练同意了，但要求确定一个会面的具体日期。Jeff 勉强同意了。当新的日期临近时，Jeff 希望这些“强制性会面”不要强加于他，希望能将所有空闲时间都用来睡觉，但他又担心因不遵守规定而受到斥责。他极不情愿地同意了会面。

思考问题

1. 是什么阻止了 Jeff 与教练见面？
2. Jeff 的行为值得关注吗？如果是，可能有哪些令人担忧的问题？
3. 教练如何才能对 Jeff 最有帮助？

项目目标

1. 促进个性化学习。
2. 为迭代进行的目标设定和表现反思提供一个安全的空间。
3. 促进住院医师的健康和培养他们预防职业倦怠的技能。
4. 在学术或职业方面的困难达到项目负责人要求采取具体行动的阈值时，制订和实施表现改进计划。

住院医师培训项目负责人根据个人性格和核心价值观分配教练。教练会参加住院医师迎新期间的“见面会”这一社交活动，与新住院医师进行交流。在此期间，教练还会与新住院医师正式见面，讨论他们对自己的优势、需要改进之处和长期目标的初步看法。最初讨论的主题包括建立信任和确定住

院医师的核心价值观，对比教练与建议、积极心理学理念的区别，以及职业素养评估。由于 COVID-19 大流行，会见都是通过面谈或视频平台进行。

教练每年与住院医师进行 3 ～ 4 次面谈或虚拟会面，并可以访问所有住院医师评估和培训期间的考试成绩。这些信息用于帮助住院医师识别需要改进的地方，并利用其优势制订成功策略。教练为住院医师提供一个“安全的空间”进行目标设定、个性化课程开发和讨论反馈，但不承担终结性评价或评估的责任。在少数情况下，当住院医师需要一个正式的表现改进计划时，教练会被要求制订和执行该计划，然后向住院医师培训项目的领导者报告进展。这些计划因所涉及的领域不同而大相径庭。例如，与真实患者开展临床技能课程，模拟困难对话或特定的操作流程，讨论关于反馈和职业素养方面的指定阅读材料，或探讨具体的患者病例场景。

项目实施

我们的项目有 48 名住院医师和 7 名来自不同专业（如普通儿科、儿科重症监护室、心脏专业、胃肠专业、接诊医生和内分泌方面）的教师教练。一个项目副主任担任负责人和联系人，负责教练法项目的各个方面，包括师资发展。教练需参加每年 1 次的教师发展会议（通常在夏末进行，时长为 2 小时）。教练每 2 周贡献半天时间（可获得 0.05 FTE），以奖励他们对本计划的贡献。这是项目开始时就与儿科系主任协商确定的。

项目评估

我们的教练法项目是由住院医师通过年度项目调查进行正式评估的。虽然反馈总体上是积极的，但仍有改进建议。在与项目领导者的沟通过程中，我们全年都会收集教练的反馈意见。到目前为止，我们尚未对教练进行过正式调研。

结论

我们旨在展示院校和毕业后医学教育中各种教练法范例，以鼓励未来的创新。对于学术医学中心领导层来说，建立学术教练法项目可能是激励下一代学习者和领导者的一种新方法。通过教练法，教练和被教练者可以获得倾听、反思实践和批判性思维等方面的宝贵技能。此外，类似上述的项目还可以培养韧性，作为预防职业倦怠的对策。这些例子阐明了规划、开发、支持、实施和评估成功项目所需的重要因素。

核心要点

1. 开发教练法项目需要充足的资源，包括教师的时间、行政支持和资金。
2. 教师发展是教练法项目成功的关键组成部分。
3. 教练和被教练者必须充分了解教练法项目的目标，以便调整期望值和衡量结果。

进一步思考的问题

1. 评估教练法项目的最佳方法是什么？
2. 你在开发教练法项目时遇到的最大障碍是什么？要克服这些障碍，你需要做什么？

参考文献

1. Parsons AS, Kon RH, Plews-Ogan M, Gusic ME. You can have both: Coaching to promote clinical competency and professional identity formation. *Perspect Med Educ*. 2021;10:57–63.
2. Wolff M, Hammoud M, Santen S, et al. Coaching in undergraduate medical education: a national survey. *Med Educ Online*. 2020;25(1).
3. Wolff M, Ross P, Jackson J, et al. Facilitated transitions: coaching to improve the medical school to residency continuum. *Med Educ Online*. 2021;26(1).

第 10 章

在医学教育连续体中为学习者培养教练

Sandrijn M. van Schaik，Rebecca Blankenburg，Andrea Marmor，
and Caroline E. Rassbach

学习目标

1. 描述需求评估的要素，以明确教练在项目中的角色和责任，并确定实施教练法项目所需的资源。
2. 探讨招募和遴选教练的方法，注意多样性和代表性。
3. 列出教师发展的要素，包括入职培训和持续技能发展培训，以满足教练和被教练者不断变化的需求。
4. 描述建立和维持教练法项目所面临的常见挑战以及应对这些挑战的策略。

提纲

本章提要

本章概述了创建教练法项目所涉及的工作，特别强调要确保教练掌握能有效发挥作用的技能。我们讨论了结构化的项目开发方法如何帮助设定教练法项目的目标，以及如何选择适用于项目的教练法框架。我们阐述了需求评估的各项要素，用以确定特定项目中学习者的教练需求，并确定实施教练工作所需的资源。我们介绍了如何遴选有可能胜任这一角色的人选，以及兼顾多样性和代表性的招募方法。我们回顾了为教练打造有效的教师发展的步骤，以帮助他们获得并保持基本的技能，同时强调了共同体形成的重要性。我们还回顾了对教练个人进行评估及其方法，还有相关的挑战。最后，我们将讨论教练法项目的可持续性问题以及预防和应对挑战的策略。

引言

为医学教育过程中的学习者创建一个教练法项目并非易事，需要精心策划，以确保满足学习者的需求，并为教练的成功开展做好准备。教练是一项动态发展的活动，需要多种技能，因此，教师发展对项目的成功至关重要。此外，还需要为教练提供持续支持，帮助他们克服不可避免的挑战。在本章中，我们将以自己和他人的经验为例，介绍创建和支持教练法项目的各种策略。其中许多策略适用于各种教练法项目，但我们也会在适当的时候指出院校医学教育教练法项目与毕业后医学教育教练法项目的不同之处。

情景 1

Jasmine 是一家学术医疗机构的内科住院医师培训项目主任。当她查看年度项目评估数据时，她注意到住院医师对他们收到的反馈给出的评分很低。在思考这些数据时，她回想起几位教师曾发表评论说与住院医师的长期关系在淡化。此外，她还注意到，似乎陷入困境的住院医师人数逐渐增多，因此她考虑启动一项教练法项目。第一步，她需要与系主任沟通，以获得 FTE 和资金支持。

思考问题

1. 项目主任如何向系主任阐述开展此项目的必要性（像一个商业提案一样）？
2. 该项目应收集哪些成果数据来证明“投资”回报？

概念框架

我们发现，在设计和实施教练法项目时，采用一种结构化的方法很有帮助，它可以确保每个参与其中的人都能明确目标，并确保必要的资源到位。由于不同的人对教练的理解可能不同，所以为教练互动选择一个与项目目标相一致的概念框架至关重要。因此，在本节中，我们将讨论两类框架：有助于指导项目开发的框架和指导教练互动的框架。

指导项目开发的框架

逻辑模型是一个适用于医学教育的初始项目开发框架。该模型本质上是对项目如何运作以及基本理论原则的直观呈现[1]。该模型将这些原则与项目活动和流程以及投入、资源和项目成果联系起来。图 10.1 总结了逻辑模型的要素，并举例说明了如何应用于教练法项目。请注意，逻辑模型并不是一个详细的实施计划，而是一个帮助设计项目的框架，包括对假设、资源、策略和最终影响的考虑。可在线获取使用逻辑模型的详细指南[2-3]。

另一个有用的框架是 Kern 课程开发六步法[4]。虽然该模型是为指导医学教育课程的设计和实施而创建的，但其步骤同样适用于教练法项目的开发。如表 10.1 所示，该模型提出的问题能提供重要的方向指引。需要注意的是，逻辑模型和 Kern 课程开发六步法都是从阐明项目要解决的问题开始的，这是不可省略的重要步骤。它们还都强调要预先制订期望达成的成果（或目标和目的）。后者为确定在项目中应用哪种教练法概念框架提供了指导，我们将在下文中详细讨论。

最后，在开发教练法项目时，也不妨考虑变革管理模型。例如，虽然教练不同于指导，但这种区别并不一定对所有利益相关者都很明显。如果已经有了其他形式的指导或咨询项目，那么学习者从教练中受益的想法可能会遇到阻力。Kotter 的领导变革八步法为如何克服这种阻力提供了有益的提示[5]。

无论使用哪种框架，教练法项目的开发和实施都应被视为一个迭代的过程，其目

问题陈述：随着医学知识的日益复杂和扩展，学习者需要培养成长型思维模式以及不断自我反思和改进的技能，以达到所需的能力要求。

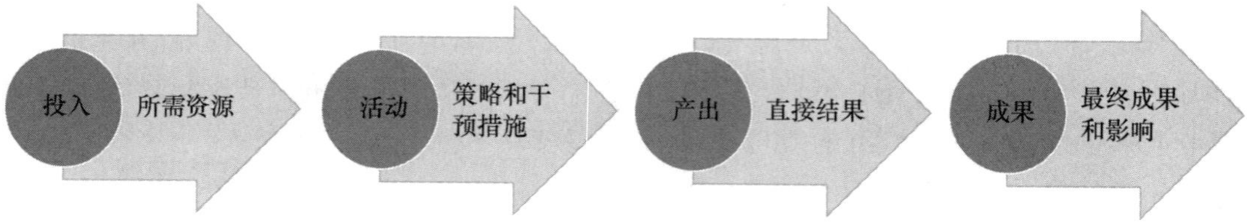

- 掌握教练技能的教师
- 为买断教练的时间提供资金支持
- 为学习者和教练提供专门的会面时间
- 取得其他课程负责人的支持

- 为教练项目招募教师
- 为教练设计和实施教师发展活动
- 在课程中为教练会面指定
- 匹配教练和学习者

- 招募教师
- 举办教练工作坊
- 建立教练对子
- 举行教练会议

- 学习者对教练项目感到满意
- 学习者进行自我反思
- 学员达到毕业要求
- 毕业后获得职位的成功率提高
- 机构声誉提高
- 住院医师匹配率提高

假设：
教练能够培养学习者的成长型思维/学习者有兴趣与教练建立关系/教师将能够培养必要的技能/……

图 10.1 应用逻辑模型规划教练法项目

表 10.1 Kern 课程开发六步法在教练法项目开发中的应用

步骤	相关问题	目的
1. 问题识别和总体需求评估	教练法项目试图解决什么问题？为谁解决？目前发生了什么？理想状态是什么？	确定利益相关者 提出需求点 初步了解总体目标
2. 有针对性的需求评估	学习者有哪些需求？他们希望如何满足这些需求？现有哪些资源？	为目标和目的提供依据 确保学习者的认同 确定现有资源
3. 目标和目的	项目的总体目标是什么？具体的（可衡量的）目标是什么？	验证项目能否解决所确定的问题，并确保学习者的需求得到满足 为成果评估提供信息
4. 教育策略	什么样的教练概念框架能满足学习者的需求并实现目标？将采用哪些教练策略？	确保概念框架、策略与目标、目的和学习者的需求相一致 为教练的教师发展提供信息
5. 实施	项目将如何实施？谁将在何时、以何种方式完成哪些工作？	指导实际项目管理 确保做好充分准备并预见可能的问题
6. 评估	将对哪些成果进行评估？何时评估？由谁评估？	验证目标和目的是否实现 有助于为持续的项目支持提供论据

标是根据反馈和学习环境的变化不断改进和调整。与第 2 章中详细介绍的 MAL 模型[6]类似，对项目成果的持续评估应为调整项目目标、教练策略和教练师资发展提供依据（图 10.2）。

指导教练互动的框架

为教练互动选择一个概念框架是项目的一个重要组成部分。正如第 3 章所总结的那样，现有的各种理论框架可以为教练方法提

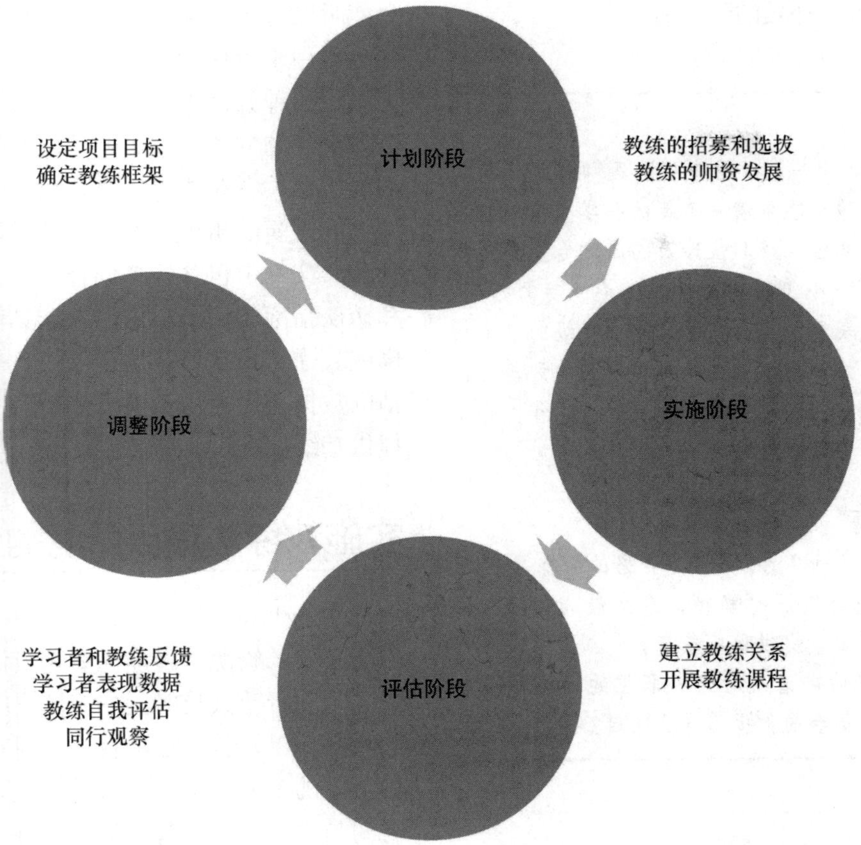

图 10.2　采用 MAL 方法持续改进教练法项目

供指导。文献还提供了一些模型实例，为如何将理论应用于教练互动提供指导，其中包括第 2 章所述的 MAL 模型。其他模式包括医学教练模式[7]和 R2C2 框架[8]，详见第 7 章。

应根据教练法项目的目标和参与者的需求来选择概念框架和模型。由于教练法项目通常寻求解决复杂的教育难题，如临床技能发展、沟通技巧、职业成长、人际关系或职业倦怠等，所以应考虑使用多种框架，而且通常可以将其相互结合使用。

除了选择一个概念框架来定位教练法关系外，我们还发现考虑不同的教练法结构模型也很有帮助。教练可以发生在个人之间，也可以发生在团体内部，可以是一次独立的会面，也可以是持续的、纵向关系的一部分。教练可以是督导者、同伴或既非督导者也非同伴的第三方。教练法项目可以聘请在特定专业领域（如某一专科或跨专科）具备专业知识的教练与学习者合作。具体方法取决于项目的目标和学习者的需求。例如，许多医学生教练法项目让教练在 2 年或更长的时间内全程为医学生小组施教。这些教练可能会教授基本的临床技能，如医患沟通、体格检查、职业素养和临床推理，此外还会在学生探索多个专业时提供职业建议和指导。在医学毕业后教育阶段，有些项目会让教练与住院医师一起纵向学习沟通和临床推理等核心技能，而另一些项目则会让教练与住院医师一起学习临床实践领域的特定技能，如初级保健或医院管理。一些教练法项目旨在促进所有学习者的成长，而另一些则侧重于有困难或需要补救的学习者。

情景 2

Jorge 是一名刚结束住院医师培训 2 年的新教师，他正在申请一个新的医学生教练法项目的教练职位。该职位涉及临床和专业技能教学，并为一小组医学生提供为期 4 年的指导。他的申请表显示，他在医学生一年级的一个核心科学单元中授课，并获得了很高的评价。他还积极参与住院医师福利委员会的工作，并以坚定支持学习者而闻名。

思考问题

1. 你如何判断 Jorge 是否是合格的教练？
2. 关于先前经历的哪些信息是最相关的？你还可以要求提供哪些信息？
3. 为了评估申请人对这个职位的动机和准备情况，你会向他提出什么问题？

进行需求评估

Kern 课程开发六步法将需求评估分为两类：一般需求评估和针对性需求评估[5]。一般需求评估有助于区分现实情况与理想情况，从而加强制订教练法项目的合理性。一般需求评估可以从与利益相关者个人或团体的非正式讨论开始，以便更清楚地了解需要解决的问题。例如，学习者在某个领域的表现是否不理想？在纵向关系的背景下，是否可以更好地传授一些能力，如沟通技巧？教练还可以发挥哪些作用？这一阶段的需求评估还应包括对各种教练法模式和框架（如前文所述）的全面回顾，以了解哪些模式和框架最适合特定的教练法项目。

有针对性的需求评估包括通过焦点小组、访谈和调查问卷等形式，从关键利益相关者那里收集更深入的数据。焦点小组和访谈允许提出开放式问题并交换意见，但通常只能听取有限的利益相关者的意见，调查问卷则可用于收集所有利益相关者的意见。无论采用哪种数据收集方法，所提的问题都可以涉及问题的性质、影响该问题的因素、关键利益相关者对如何解决该问题的看法、教练可能扮演的角色、期望的结果以及所需的资源。文献中包含多个调查问卷、焦点小组和访谈指南的例子，可以根据具体项目进行修改。除了为项目开发提供信息外，需求评估的数据还能为衡量教练法项目的成功与否提供基线标准。

实施教练法项目所需的资源

在着手开发项目时，应尽早考虑确定项目所必要的资源。可能需要的资源包括：保障教师和行政人员时间的工资支持、教师发展材料，以及教练法项目之外对项目成功至关重要的个人支持。如果教练需要花费大量时间与学习者在一起，那么教练法项目就需要工资支持来买断教师所付出的时间。工资支持的金额将根据每位教练负责的学习者人数和每位学习者所需的时间而有所不同；常见的金额为 5% ～ 25% 的 FTE。我们院校的项目采用的粗略估算方法是，每教练一名学习者，占总预算的 1% ～ 2%。有些项目让志愿教师担任教练，如果对时间投入的要求相对有限，这种方法可能会很有效。如果将教练角色嵌入学习者群体的工作过程中，例如，同伴教练在临床实践经历中相互指导，那么同伴教练可能不需要工资支持。行政支持将取决于项目的规模，但应包括对教练会面的安排、教师发展和学习者评估的支持。教师发展的材料可能包括（付费）教练课程、特邀演讲人、书籍以及模拟和角色扮演设备。最后，共同体的支持对于保障该项目至关重要。例如，在毕业后医学教育阶段可能需要教师的支持，以便住院医师能从临床工作中抽身出来与教练会面。

招募新教练

在招募新教练时，我们认为，制订一份详细的教练工作说明是很有帮助的，这份说明应该包括所需的技能和先决条件，以及对所需时间的估算和典型的日程安排。一般来说，采用申请流程（而不是任命教练）可能会培养出更多尽职尽责的教练，让他们在进入教练岗位时充分了解岗位要求。申请流程应标准化，尽可能不带偏见。申请材料可包括：意向 / 兴趣声明（评估兴趣和动机）、教育经历或教学工作档案（用于评估先前的指导、反馈和教学经验）以及教学评价和（或）学习者推荐。强烈建议采用结构化或半结构化的面试流程，以便公平地评估每一位潜在的教练。面试情景或问题可评估对教练角色的兴趣、动机和投入的时间，以及关键的教练技能，如创造安全的环境、提供反馈和支持有困难的学习者。在做出遴选决定时，可以使用评分标准为每位申请人的不同方面打分。与招募劳动力和受训者一样，招募教练也必须慎重考虑多样性和包容性。尽管拥有来自不同背景的教练的益处毋庸置疑，但在个人特点、职业兴趣或其他因素方面，教练与学习者一对一匹配的益处还不确定。

一方面，教练与被教练者之间不契合可能会导致满意度下降。指导关系的相关文献表明，教练与被教练者之间缺乏契合度会阻碍被教练者的提高、损害信任，并引发学习者的脆弱感或孤独感[9]。此外，教练通常会成为榜样，按照 Cruess 等描述的职业认同形成概念框架[10]，他们在帮助学习者发展个人和职业认同方面发挥着重要作用。特别是对于医学领域中代表性不足（underrepresented in medicine，UiM）的学习者来说，与他们个人特征（种族 / 族裔、性别、性别认同、性取向、能力、宗教信仰等）相同的榜样已被证明有助于增强归属感并影响职业选择[11-12]。

另一方面，接触不同的观点对学习者也可以说是有益的。医学教育中有关指导关系的文献并未显示实质性证据，证明将被教练者与具有相同人口统计学特征的教练相匹配，而不是匹配个性和沟通风格，能取得更好的效果[13]。一些项目报告了采用随机分配策略的积极结果，包括被指导者自信心的增强以及专业和个人发展的改善[14]。除了潜在的益处和弊端外，要根据所有特征来匹配教练和学习者也许根本不可能，因为在某些领域，女性相对短缺，而在所有学术医学领域，UiM 的教师也相对短缺。

情景 3

Joy 是一名医学生教练，因为她的几个学生经常给她打电话，所以她开始感到倦怠。她觉得这些学生对待她更像是顾问 / 好朋友 / 父母，而不是专业教练。同时，她觉得其他学生并不真正欣赏她。她觉得没有安全感，因为其他教练似乎并未遇到同样的问题，她不知道这样的角色是否适合她。

思考问题

1. 你会如何给这位教练提供支持？如何促进实践共同体以确保得到其他教练的支持？
2. 如何为学习者和教练明确项目目标，并帮助教练设定界限？

培养有效的教练

为确保教练能有效地发挥作用，他们需要培养、保持一系列与为项目所确定的教练模式相契合的技能或能力。第 4 章详细介绍了这些能力。在此，我们将讨论必要的教师发展。正如对指导技能的描述一样，教练技能不是与生俱来的，而是需要培养和练习的[15]。Kern 的六步法（如图 10.2 所示）作为设计教练课程的辅助模式，也可用于教练教师发展的设计和实施[16]。特别是开展有针对性的需求评估，以了解特定课程中的教练希望获得哪些技能培养，有助于创建与教练的技能差距和偏好相一致的教师发展活动。这种需求评估可以基于自我评估、同伴评价和（或）学习者评价。理想的做法是将多种数据来源结合起来，以避免仅靠自我评估（难免会出现盲点）。询问教练以前在教学、指导、反馈和其他相关方面的教师发展培训情况，以核实他们对基本概念的理解，可能会有所帮助。有针对性的需求评估还可以为教师发展计划的形式、时间安排和持续时间提供参考，因为大多数教练需要安排的事情很多，日程紧凑，而且可能对异步学习和面对面学习有不同的偏好。根据所需的教练能力设定目标和目的，可以进一步帮助确定教学策略，对所涵盖内容的类型也是如此。例如，与技能相比，理论和通识性原理可能更适合自主阅读和其他异步策略，而技能则倾向于采用体验式的策略。特别是交流技能，如积极倾听、建立关系和有效反馈，可能最好通过小组活动，如工作坊、案例讨论、角色扮演或模拟来获得[17-18]。

在决定教学策略时，既要考虑正式的方法，也要考虑非正式的方法，因为在实际工作场所边做边学、边观察边反思，可以促进有意义的技能发展[19]。同伴观察和“共同教练”以及建立教练实践共同体都会有所帮助。实践共同体的定义是“对自己所做的事情有着共同的关注或热情，并在定期互动中学习如何做得更好的一群人”[20]。在一所院校，教练有非正式和正式的机会共处，从而形成了教练实践共同体。这些共处的机会在持续发展和相互支持方面发挥了重要作用[21]。此外，教师发展和共同体的形成都能强化教练的职业认同感，从而有助于获得认可、感受被重视和整体职业发展[22]。

评估教练与评价教练法项目

为了持续推动教师发展，并确保每位教练确实具备所需的能力，对教练进行评估至关重要。然而，由于各种原因，这一过程可能充满挑战。虽然可以从学习者、教练或教练的同伴那里收集大量数据，为教练的表现评估提供依据，但每种数据来源都有局限性。从学习者那里获得的数据可以包括学习者的反馈及其在一段时间内的表现。学习者的反馈固然重要，但诚实的反馈可能很难获得，因为学习者可能会认为存在权力差异，并对分享负面的反馈有所顾虑。汇总收集对教练的反馈可以应对这一问题，但前提是该教练被分配了多位学习者。由于教练通常都很了解自己的学习者，因此即使在这种情况下，真正的保密也很困难。确保学习者明白教练希望提高他们的教学能力，并以成长型思维对待反馈，也有助于产生诚实的、建设性的反馈[23]。

另一种方法是，教练可以让学习者将他们与教练的经历、与其他教练的关系（包括医学领域以外的教练法关系）进行比较：在教练法关系中，其他人的哪些做法对你很有效？学习者的表现数据可以进一步说明教练的有效性。虽然单个学习者的成绩数据不能直接归因于教练，但如果同一位教练有多个陷入困境的学习者，而这些学习者似乎无法克服困难，则可能是教练有效性不足的一个警示信号。

教练本身也可以成为另一个数据来源：自我评估和反思可以提供有关成长边界和挑战的宝贵见解。通过设定明确的期望并让教练与同伴交流，有助于为自我评估提供基准，从而使自我评估更加有据可依、更为可靠和更有价值[24]。

教练表现数据的第三个来源可以是同伴，通过同伴观察或基于同伴与教练及其学习者互动的非正式数据收集来实现。同伴观察已被证明对医学教育中的教师具有重要价值[25]，对于某些教练互动，安排同伴观察可能是可行且有效的。然而，无论是一对一还是小组形式的教练，其教练法关系的私密性可能会使一些更为重要的互动不太适合接受同伴的观察。

由于每种潜在数据来源都存在局限性，教练表现的评估或许最适合采用系统化的方法[26]。这种方法不再强调单个数据点在评估中的可靠性，而是鼓励收集多个不同的数据点，这些数据点结合在一起就能构建一幅全面的表现画像。可以将这些数据点集中在信息展示面板上，从而为教练的个人发展计划提供依据，类似于临床医生和学习者所使用的表现评估和学习计划[27-28]。在教练法工作中，这种系统化的评估方法是否可行、是否可以接受，值得进一步研究。此外，还需要进一步探讨确定教练法项目是否达到预期效果的方法。这些内容以及医学教育研究中教练法项目相关研究不足的情况，已在第 3 章中进行了更为详细的讨论。无论采用哪种方法进行教练表现评估，首要目标都应该是制订一个改进和进一步成长的计划。教练本身也需要接受教练，而认真考虑如何支持教练自身的持续成长和发展，对于项目的成功至关重要。

在下一节中，我们将讨论教练工作中常见的挑战，以及如何支持教练克服这些挑战。提前设定期望值，并为未达到期望值的教练建立透明的处理流程至关重要。

教练和教练法项目面临的挑战以及应对策略

即使做了最充分的准备并对前文所述的各类框架予以充分关注，教练法项目和教练也难免会遇到困难。尽管其中一些困难可以通过周密的计划来避免，但预见挑战的出现，并因此开发一套能识别和尽早干预挑战的系统，才最有可能及时纠正方向。也许当时，或对所有参与者来说感觉并非如此，但每一次挑战都是一次成长和发展的机会，并帮助我们最终改进和定制项目。我们的经验表明，挑战往往分为几大类。表 10.2 描述了教练法项目和教练可能遇到的一些常见挑战类型，并提出了一些初步解决方法。表 10.3 列出了预防挑战的其他提示和最佳实践。

如果不加以解决，所有这些挑战都可

表 10.2　教练法项目中常见的挑战及应对策略

挑战 ⇩ 如不解决可能造成的影响	子类别及其示例	应对策略
教练准备不足 ⇩ • 教练无法满足学习者的需求 • 教练倦怠 / 退出 • 学习者在教练体验方面存在差异	培训内容不足以满足教练的需求，例如，学习者向教练倾诉不寻常的情况（残疾、家庭压力、疾病），而教练觉得没有准备好处理这些情况 教练培训需求与教师发展计划不同步，例如，学习者有学术方面的需求 / 问题，而这些主题在教练教师发展中尚未涉及	• 提供同步和异步学习 • 拥有强大、有组织、易于访问的平台来存储培训材料 • 考虑针对特定技能组合开展小组培训（例如，针对临床技能培训开展按专业分组的教练培训） • 认识到什么是教练的责任、什么不是教练的责任，以及什么时候应该转介他处的界限

（续表）

挑战 ⇩ 如不解决可能造成的影响	子类别及其示例	应对策略
	培训内容没有针对教练的多样化技能组合、优势和需求，例如，教练参加了入职培训和每年2次的教师发展培训，但感觉课程要么太高阶，要么太基础，不符合他们的需求 教师发展与教师的日程安排难以协调，例如，项目出现了教练教师发展课程出勤率下降的情况	• 让教练专家参与培训活动的设计 • 确保领导层能在有需求时提供培训/支持 • 确保面对面、定期的培训课程能够取得高产出 • 确保在教练培训中明确对教练角色的期望和职责范围 • 全年定期开展高效技能提升培训 • 根据即将到来的需求协调培训——提供"即时"培训 • 确保教练有用于参加教师发展的时间/薪资支持
教练招募方面的问题 ⇩ • 教练的资质不足以满足学习者的需求 • 教练与学习者的身份、背景和兴趣多样性不匹配 • 教练课程的教师留任率低	教师兴趣不足或符合条件的申请者匮乏，例如，某项目为一个新的教练课程征集申请者，但申请者寥寥无几 申请者的背景、性别、种族、专业等缺乏多样性，例如，学生教练法项目的第一轮申请者是合格的，但大多数是普通医学专业领域的白种人女性 对教练必须具备的技能/素养存在分歧或不一致，例如，招募委员会难以就接受哪些申请人达成一致，有些人优先考虑教学经验，而其他人则优先考虑临床技能	• 在外部和内部通讯/推广材料中将教练作为课程的一个独特部分，以传达最高层对教练的重视 • 让系领导参与教练招募 • 明确邀请特定背景的教师来申请 • 创建一个评分标准，并根据这个预先确定的标准对申请者进行评分 • 为来自少数群体背景的新教练提供更多指导
平衡教练与其他优先事项 ⇩ • 项目无法招募到某些专业的教练 • 对不同专业教练的要求不同 • 教练法项目的教师留任率低	教练要求与临床或学业期望相冲突，例如，一些教练因其教练职责与科室对其临床工作和出席全国会议的期望相冲突而辞职 某些专科的教练无法参加教练或教师发展活动，例如，来自手术专科的教练感受到来自科室的压力，要求他们停止教练工作，因为他们很难根据教练工作的时间来安排手术室时间 教练缺勤的差异，例如，一名管理人员注意到，一些教练以临床职责为由缺勤的次数是其他教练的2倍	• 在招募时就明确对时间投入和出席率的期望 • 在可能的情况下，确定教练课程时间安排/地点选择方面具有灵活性的方案 • 征集参与人数较少的部门/科室对教练的提名/支持信，以鼓励他们参与进来 • 领导层可主动向其部门/科室宣传教练的作用 • 考虑让那些需求量大的专业的教练相互替补 • 在教练缺勤较多的时间段，规划额外的人员调配/灵活安排方案 • 让教练参与制订解决冲突、明确优先事项的解决方案

（续表）

挑战 ⇩ 如不解决可能造成的影响	子类别及其示例	应对策略
失去医疗系统、机构或学习者的支持 ⇩ • 项目缺乏可持续性 • 无法展示项目的积极影响 • 无法为未来的教练工作争取到资助	来自其他教学和非教学人员的阻力，例如，一群非教练人员向他们的部门抱怨，他们也花了大量时间教学和指导学习者，但却没有得到受保护的时间 教练法项目资金损失，例如，由于预算削减，一个成功的教练法项目的资金意外被切断 缺乏学习者的支持，例如，一群学习者向领导抱怨教练活动占用了他们参与其他临床 / 学习机会的时间	• 制订计划，在项目设计过程中收集有关项目影响的信息 • 收集和记录学习者认可的证据——这对学习机构来说是非常有力的激励因素 • 如果可能，记录患者的认同 / 影响 • 定期向每位教练和科室 / 部门主管提供教练表现指标（培训证据、教练所花的时间、教练评估），以支持对他们的认可和晋升
人际关系不匹配 / 冲突 ⇩ • 教练与学习者之间的信任破裂 • 教练与个别学习者之间的不平等感 • 教练无法满足学习者的需求 • 教练倦怠	教练小组的动态问题，例如，一个教练小组对于某个小组项目是否具有教育价值存在分歧，结果导致工作分配不均 教练的专长与学习者的专长不匹配，例如，学习者有非常具体的职业抱负和临床技能需求，而这与教练的专业领域不匹配 学习者与教练之间的信任破裂，例如，学习者向教练法项目领导层表示，他们认为教练不支持他们的需求，并希望更换教练 教练难以支持某一特定学习者，例如，教练向领导层反映，不确定该学习者积极主张行为是否会影响教学过程中小组对临床技能的专注度，他对此感到矛盾	• 为教练角色和学习者角色设定明确的期望（和限制）——在整个教练周期中进行不断回顾并加以强调 • 预测并正视良性的冲突，同时制订清晰的冲突应对计划 • 提供一套明确的流程来解决关注的问题 • 领导层可在整个教练周期内主动与教练和学习者进行沟通，以发现问题并及早解决 • 培训教练面对人际冲突时的抗压能力和自我调节技能 • 提供有关管理和解决冲突的循证沟通策略培训
对教练福祉的威胁 ⇩ • 教练的身心健康受到影响 • 教练法项目的教师留任率低 • 教练法项目的声誉受损 • 难以招募新教练	教练对教练角色感到力不从心，例如，一名教练认为，一名学习者依赖于他们提供情感支持，这影响了他们之间的关系 教练认为教练法项目没有提供足够的支持，例如，一组教练向领导层反映，该项目没有充分考虑到有孩子的教练的需求 教练感到孤立无援，例如，在一个大型学术中心，教练很少遇到其他教练，因为他们在不同的部门和校区工作	• 为教练创建定期的同伴互助活动，最好纳入教练日程表中 • 提供培训，强化设定和保持界限与平衡方面的技能 • 创建同伴支持 / 互助伙伴计划 • 为教练提供在线论坛，分享他们遇到的困难和解决方法 • 在教练与学习者之间发生冲突时，明确项目领导者的职责 • 为教练提供一位可保密的“教练代言人”，教练可以向其倾诉自己的疑虑 • 通过将其安排进教练日程表中，优先开展教练共同体建设工作

表 10.3 预防常见挑战的其他提示

成功秘诀	实际应用 / 示例	可能的益处
向教练及其支持者传达明确的期望	• 清晰详细的工作描述 • 在招募初期，教练领导层与教练所在部门就对教练的要求和安排进行明确的例行沟通 • 要求教练所在部门签署支持教练法项目的信函或声明	• 允许申请者实际评估自己加入教练法项目的能力 • 减少教练之间的不平等感 • 提高留用率 • 提高主要利益相关者的认同度
鼓励教练尽早制订并经常完善规范、界限和期望	• 在教练法关系的早期阶段为这一过程专门安排时间 • 在整个教练法关系中留出时间重新审视这些规范 • 设定一些项目预期，并允许教练小组在一定范围内有一定的灵活性	• 鼓励学习者和教练对他们之间的关系负责 • 当发生冲突时，为教练和学习者提供一个参考标准 • 随着时间的推移不断发展和重新评估教练法关系，并使评估常态化
从一开始就把教练的福祉放在首位	• 在日程表中安排教练活动，主要侧重于共同体建设和相互了解 • 尽量减少预定教练日 / 时间之外的必要教练活动 • 考虑建立正式的教练支持系统，如伙伴计划 • 为探亲、休假等提供充分的保障	• 减少孤独感和职业倦怠 • 为学习者树立终身学习技能的榜样 • 提高留任率 • 确保招募到多元化的优秀教练人才
在预期的时间间隔内，主动向教练和学习者了解情况	• 领导层每半年对教练法关系进行例行检查 • 为学习者提供一个保密、便捷且能提供支持的渠道来讨论问题 • 定期进行教练自我评估和学习者评估，并由领导层进行审查，以发现早期问题	• 及早发现问题并有机会进行干预 • 可防止关系恶化，包括避免可能的教练退出或被解雇
通过将挑战和应对挑战的流程常态化，鼓励教练和学习者树立成长型思维	• 在教练课程中定期安排时间，以便教练征求反馈或建议（可采用诸如“保持-开始-停止”等框架） • 教练定期与同行会面，非正式地讨论挑战并相互支持 • 提供一种清晰且有支持性的方法，以识别和回应教练及学习者提出的问题	• 培养反思、谦逊和终身学习的习惯 • 加强教练与学习者之间的联系 • 反思并树立终身持续改进的榜样
尽可能灵活安排教练互动和教师发展的时间及地点	• 以多种形式提供教师发展：定期、异步和“即时” • 询问那些因时间限制而决定不申请的合格教练：“我们需要如何做你才能申请？” • 如果教练课程是面对面的，则应向教练和学习者说明其基本原理和益处 • 在适当的时候，提供远程和异步形式的教练课程选择	• 增加教练队伍的多样性 • 提高教练和学习者的满意度 • 提高受时间、地点或能力限制的学习者和教练的参与度

能威胁教练法项目的可持续性。本章前面介绍的几个关键步骤有助于在挑战出现时保障项目的可持续性。在本章开头，我们讨论了强有力的问题陈述对于获得利益相关者支持的重要性。同样重要的是收集数据以证明投入回报，否则机构领导层可能会将教练法项目视为一个不错的“额外项目”，在财政紧张时可能会首先被撤销。这些数据可以包括学习者的成果、学习者和教练的感想以及其他证明教练法项目对学习环境产生影响的证据。教练可以成为其他教师的榜样，并成为临床学习环境改变的倡导者。

此外，预测或防止教练长期缺席和人员更替对于确保可持续发展至关重要。由于教练依赖于教练和学习者之间形成的关系，任何中断这种关系的行为都可能是有害的。然而，教练和其他所有教师一样，可能需要休产假或病假，也可能转到不同的岗位或不同的机构。根据项目的不同，可通过制订保障计划来保护项目的可持续性，如允许教练在休假期间相互“顶替”，或物色在其他指导岗位上有经验的教师，让他们熟悉教练工作，充当后备力量。

结论

创建和维持一项教练法项目并非易事。采用结构化的方法进行周密计划、设定明确的目标、保障必要的资源并制订计划帮助教练培养有效工作所需的技能，这些都是确保项目取得成功的关键。预见不可避免的挑战并设计系统性方法来应对这些挑战至关重要。除了遵循本章提出的步骤外，向其他成功设立教练法项目的院校咨询经验也非常有帮助。

核心要点

1. 进行深思熟虑的需求评估将使教练法项目更成功、更有针对性。
2. 教练的教师发展和共同体建设对可持续性至关重要，包括持续的技能培养以满足教练和学习者的需求，以及构建医学教育工作者共同体以应对挑战并提供同伴支持。
3. 尽管在教练过程中会遇到一些共同的挑战，但也有一些策略可以应对这些挑战。

进一步思考的问题

1. 哪些知识、技能和（或）态度对学习者最有帮助？哪些教练法模式最适合学习者？
2. 您收集了哪些数据来证明您所在机构的教练和教练法项目是成功的？
3. 您预计会遇到哪些挑战？您将采取哪些策略来应对这些挑战？

注释参考文献

Rassbach CE, Blankenburg R. A novel pediatric residency coaching program: outcomes after one year. *Acad Med.* 2018;93(3):430–434.

在本文中，作者提供了一个针对毕业后医学教育学习者的教练法项目范例。他们介绍了如何制订和实施该项目，以及他们为记录该项目的成功所测量评估的结果。

Thomas PA, Kern DE, Hughes MT, Chen BY. *Curriculum development for medical education: a six-step approach.* Baltimore: John Hopkins University Press; 2016.

如本章所述，课程开发六步法也可应用于教练法项目的开发。本书提供了深入浅出的示例，指导读者完成这 6 个步骤中的每一步。

van Schaik SM. Accessible and adaptable faculty development to support curriculum reform in medical education. *Acad Med.* 2021;96(4):495–500.

对于医学教育工作者来说，教练是一个相对较新的概念，需要开展教师发展培训以确保新教练具备必要的技能。本文就新项目或新课程背景下的教师发展途径提出了建议。

参考文献

1. Savaya R, Waysman M. The logic model: A tool for incorporating theory in development and evaluation of programs. *Adm Soc Work*. 2005;29(2):85–103.
2. Logic Models. Center for Disease Control and Prevention. Program Performance and Evaluation Office. https://www.cdc.gov/eval/tools/logic_models/index.html Accessed August 1, 2021.
3. Logic models for program design, implementation, and evaluation: Workshop toolkit: United States Department of Education Institute of Education Sciences; May 2015. https://files.eric.ed.gov/fulltext/ED556231.pdf Accessed August 1, 2021.
4. Thomas PA, Kern DE, Hughes MT, Chen BY. *Curriculum development for medical education: a six-step approach*. Baltimore: John Hopkins University Press; 2016.
5. Kotter JP, Rathgeber H. *Our iceberg is melting: Changing and succeeding under any conditions*. New York: Macmillan; 2006.
6. Cutrer WB, Miller B, Pusic MV, et al. Fostering the development of master adaptive learners: a conceptual model to guide skill acquisition in medical education. *Acad Med*. 2017;92(1):70–75.
7. Rassbach CE, Blankenburg R. A novel pediatric residency coaching program: outcomes after one year. *Acad Med*. 2018;93(3):430–434.
8. Sargeant J, Lockyer J, Mann K, et al. Facilitated reflective performance feedback: developing an evidence-and theory-based model that builds relationship, explores reactions and content, and coaches for performance change (R2C2). *Acad Med*. 2015;90(12):1698–1706.
9. Koopman RJ, Thiedke CC. Views of family medicine department chairs about mentoring junior faculty. *Med Teach*. 2005;27(8):734–737.
10. Cruess RL, Cruess SR, Boudreau JD, Snell L, Steinert Y. A schematic representation of the professional identity formation and socialization of medical students and residents: a guide for medical educators. *Acad Med*. 2015;90(6):718–725.
11. Dixon G, Kind T, Wright J, Stewart N, Sims A, Barber A. Factors that influence underrepresented in medicine (UIM) medical students to pursue a career in academic pediatrics. *J Natl Med Assoc*. 2020;113(1):95–101.
12. Yehia BR, Cronholm PF, Wilson N, et al. Mentorship and pursuit of academic medicine careers: a mixed methods study of residents from diverse backgrounds. *BMC Med Educ*. 2014;14(1):26.
13. Hee J, Toh YL, Yap HW, et al. The development and design of a framework to match mentees and mentors through a systematic review and thematic analysis of mentoring programs between 2000 and 2015. *Mentor Tutoring: Partnersh Learn*. 2020;28(3):340–364.
14. Tan YS, Teo SWA, Pei Y, et al. A framework for mentoring of medical students: thematic analysis of mentoring programmes between 2000 and 2015. *Adv Health Sci Educ Theory Pract*. 2018;23(4):671–697.
15. Ramani S, Gruppen L, Kachur EK. Twelve tips for developing effective mentors. *Med Teach*. 2006;28(5):404–408.
16. van Schaik SM. Accessible and adaptable faculty development to support curriculum reform in medical education. *Acad Med*. 2021;96(4):495–500.
17. Steinert Y, Mann K, Centeno A, et al. A systematic review of faculty development initiatives designed to improve teaching effectiveness in medical education: BEME Guide No. 8. *Med Teach*. 2006;28(6):497–526.
18. Kopechek J, Bardales C, Lash AT, Walker Jr C, Pfeil S, Ledford CH. Coaching the coach: A program for development of faculty portfolio coaches. *Teach Learn Med*. 2017;29(3):326–336.
19. Steinert Y. Faculty development: from workshops to communities of practice. *Med Teach*. 2010;32(5):425–428.
20. Wenger E. *Communities of practice: Learning, meaning, and identity*. Cambridge, UK: Cambridge University Press; 1999.
21. Sheu L, Hauer KE, Schreiner K, van Schaik SM, Chang A, O'Brien BC. A friendly place to grow as an educator": a qualitative study of community and relationships among medical student coaches. *Acad Med*. 2020;95(2):293–300.
22. Steinert Y, O'Sullivan PS, Irby DM. Strengthening teachers' professional identities through faculty development. *Acad Med*. 2019;94(7):963–968.
23. Anderson L, Silet K, Fleming M. Evaluating and giving feedback to mentors: new evidence-based approaches. *Clin Transl Sci*. 2012;5(1):71–77.
24. Sargeant J, Armson H, Chesluk B, et al. The processes and dimensions of informed self-assessment: a conceptual model. *Acad Med*. 2010;85(7):1212–1220.
25. Hyland KM, Dhaliwal G, Goldberg AN, Chen L-m, Land K, Wamsley M. Peer review of teaching: insights from a 10-year experience. *Med Sci Educ*. 2018;28(4):675–681.
26. Schuwirth LW, Van der Vleuten CP. Programmatic assessment: from assessment of learning to assessment for learning. *Med Teach*. 2011;33(6):478–485.
27. Boscardin C, Fergus KB, Hellevig B, Hauer KE. Twelve tips to promote successful development of a learner performance dashboard within a medical education program. *Med Teach*. 2018;40(8):855–861.
28. Dowding D, Randell R, Gardner P, et al. Dashboards for improving patient care: review of the literature. *Int J Med Inform*. 2015;84(2):87–100.

第 11 章

教练法的评估与项目成果

Richard N. Van Eck，Elza Mylona，and Basim Dubaybo

学习目标

1. 明确项目评估的类型、目的和相关活动。
2. 界定科氏（Kirkpatrick）评估模型的四个层级。
3. 展示科氏模型在教练法项目评估中的实际应用。
4. 展示本章中概述的评估活动。
5. 使用科氏评估模型为教练法项目生成评估计划。
6. 制订一份为教练法项目计算投资回报率的计划。

提纲

本章提要

由于教练法是一个自然适应不同目标、结果和环境的过程（取决于教练和被教练者），因此，教练法项目有可能改善组织的各个方面。然而，如果设计或实施不当，就会造成资金、时间和生产力的浪费[1]。项目评估是确保教练法项目对组织产生最大效果的重要工具[1-2]。在本章中，我们展示了如何将基本评估原则应用于教练法项目，以衡量其影响，证明投入的合理性，寻求持续或额外的资金，并在必要时进行调整，这些原则适用于所有人。

引言

设计和实施良好的教练法项目需要组织在资源、财力和时间上的重大投入。因此，我们有理由相信，在某些时候，我们会被要求展示这些项目对个人和整个组织的影响。正如我们在 2020 年 COVID-19 大流行中所见，设计和实施此类项目所需的领导力和财务状况可能会在一夜之间突然发生变化，从而导致需要立即证明所需资源的合理性。好消息是，项目评估是回应这一问题的有力工具，并且可以轻松使用。然而，要做到这一点，我们就必须明白，评估并不是在教练法项目实施后才进行的最后一步，而是从一开始就做好项目设计的必要核心前提。

尽管项目评估是一个独立的研究领域，有几十种模型和方法，但所有项目评估模型都有着一些共同的核心原则和活动，这些原则和活动可以被设计教练法项目的人掌握并运用，从而取得良好的效果。我们将重点介绍这些核心原则和活动，并概述了其中最强大和易于使用的项目评估工具之一：科氏（Kirkpatrick）的四级评估模型。尽管本章并非旨在使读者成为评估专家，但将提供一个框架，以帮助有效地评估、完善教练法项目，并证明其合理性。

项目评估有许多类型，包括需求评估、成本效益分析、形成性或终结性评估、效率评估、过程评估和结果评估等。在本章中，我们介绍了所有评估共有的 6 项最常见的活动，以帮助指导教练法项目的评估。然后概述了 3 种常见的评估类型：基于结果的评估、基于目标的评估和基于过程的评估。每种类型旨在考察教练法项目的不同组成部分，因此，了解哪种类型最适合单个项目的目标非常重要。接着概述了科氏评估模型，并展示如何将其原则应用于所有评估计划。最后概述了评估教练法项目时的一些误区和关键注意事项，并列举了一些实际案例。

情景 1

Vickie Reardon 在 6 个月前被一所州立医学院聘为负责教师发展工作的院长。除了为教师提供常规的线下（面授）和线上资源外，她的工作职责还包括一个由原教师设计的教练法项目，该项目中聘请优秀的教师作为教练，帮助新教师发展成为教育学者。

院长会见了 Vickie，并告知她在 COVID-19 大流行期间，学校的财务状况受到了影响。“你知道的，我认为教练法项目对学校至关重要，其支出也是合理的，”院长在会面时说，“但我必须考虑每个部门和项目，并提供证据证明其继续获得资金的合理性。如果你能收集一些数据来展示其影响，我相信我们可以证明该项目继续下去是合理的。”Vickie 同意了院长的评估——作为一名发表过多篇关于教练法项目文章的认证教练，她知道该教练法项目设计合理且实施良好。

思考问题

1. Vickie 可以提供哪些数据来证明该项目的有效性？
2. 在危机中要求提供项目有效性的证据，这表明没有对这些证据进行例行评估，甚至没有收集。如果要继续保留该项目，如何确定应定期收集哪些数据？
3. 如何避免当前或新开发的教练法项目处于这种危险境地？

项目评估的 3 种常见类型及目的

项目评估是指系统地收集和分析与项目的设计、实施及结果相关的信息，以监控和提高项目的质量及有效性[3]。大多数教育工作者认为，应先设计项目，然后再进行评估。这是关于如何以最佳方式开展评估的长期存在和根本性的误解。理想情况下，设计和评估应同步进行，以便它们从一开始就能保持一致。这样有助于揭示和解决项目设计或实施中的任何缺陷。应当遵循其他类型研究中运用的严格方法，系统且有目的地收集信息，以确定项目是否有效以及是什么促成了项目[4]。换句话说，进行项目评估是为了展示项目的有效性（如向资助者展示）、改进项目的实施和效果（如管理有限的资源）、证明持续资助的合理性、履行对服务对象的伦理责任或记录项目的发展和活动情况，从而确保此后他人也能够成功复制该项目。

基于目标的评估

这类评估关注的是教练法项目在多大程度上实现了其预定的目标或目的。它们并不评估目标本身是否有效，也不评估是否使用了恰当的有效性衡量标准。基于目标的评估问题包括：项目的目标是如何确定的？该过程是否有效？如果无效，为什么？项目在实现目标方面的进展情况如何？参与项目的人是否有足够的资源（时间、培训、设施和预算）来实现目标？

基于过程的评估

基于过程的评估关注项目举办的活动而不是其结果，并能深入了解项目的实施和管理情况。活动可能包括所提供服务的类型和数量、这些服务的受益者、提供服务所用的资源、遇到的实际问题以及解决这些问题的方法。过程评估问题可能包括：教练法项目是否成功？如果成功，是如何成功的？在实施项目过程中遇到了哪些问题？项目管理得是否良好？参与者接受的培训或教育是否达到了项目所需的水平？项目是否得到了足够的支持（行政、技术、财务）？

基于结果的评估

结果评估是认证机构最常要求进行的评估类型，因为它能确定项目是否产生了预期的改变。它关注项目参与者发生了哪些变化，以及这些变化对他们和组织有多大影响。如果组织打算计算投入产出，基于结果的评估也至关重要。基于结果的评估问题可能包括：教练法项目是否成功帮助学习者实现了从学生到住院医师的平稳过渡？该项目是否在某些学生群体或专业上更成功？参与者认为该项目的哪些方面给他们带来了最大的益处？

尽管上述三种评估类型有所不同，但大多数项目评估都需要回答所有 3 种类型的问题。最重要的是要记住，每种类型的问题都是不同的，在完整的项目评估中都需要加以关注。除了要回答所有 3 种类型的问题外，项目评估还可能会采用相同的 6 项活动。

所有评估共有的 6 项活动

尽管不必掌握每种评估类型所有复杂的细节，但确定哪一种与每个项目的目的最为契合非常重要，同时要牢记，通常情况下，评估目的不止一个。无论目的是什么，所有项目评估都有 6 项共同的活动（表 11.1）[5]。这些活动可以作为构建评估过程的指南。

表 11.1　典型的项目评估活动

常见评估活动
1. 提出关于项目的问题
2. 设定有效性标准
3. 设计评估并选择参与者
4. 收集数据
5. 创建 / 整合相关专业知识
6. 分析数据并报告结果

情景 2

为了回应院长关于学校教练法项目有效性的要求，Vickie 撰写了一份报告，其中展示了接受教练法培训的教师人数、接受教练的人数、已开展和实施的培训时数、培训后满意度调查情况，以及年度报告中体现的该项目对教学实践影响的自我报告数据。李克特量表数据和描述性统计数据展示了这个项目是循证的、受欢迎的，该项目覆盖了大多数教师——项目的基础也似乎非常稳固。

思考问题

1. 这里提供的数据主要是基于目标的评估、基于过程的评估还是基于结果的评估的证据？
2. 还可以提供哪些额外的数据来体现这 3 种评估类型？

活动一：提出有关项目的问题

项目评估始于一个或多个问题，有时简单易答，但更多时候是复杂的（常见例子见表 11.2）。一个好的开始是问以下问题：我们为什么要评估这个项目？我们将如何使用评估结果？利益相关者的评估目标是什么？什么会告诉我们项目是否按设计执行？

表 11.2　项目评估的常见问题
1. 项目在多大程度上实现了其目的和目标？
2. 项目对于哪些个人或群体更有效？
3. 参与项目的个人或群体有哪些特征？
4. 项目效果持续了多长时间？
5. 项目的哪些特性（活动、环境、管理策略）最有效 / 最无效？
6. 项目的目标和活动在多大程度上适用于其他环境 / 机构？
7. 项目的成本与效果之间的关系是什么？
8. 社会、经济、政治等外在环境的变化在多大程度上影响了对项目的支持及其结果？

这些问题的答案提供了关于项目如何为各种利益相关者带来有价值的定性和定量数据。答案确定了该项目对组织学术使命的价值，也概述了对被教练者职业生涯的影响。最后，这些答案还可以说明项目是如何有效开展以取得高成本–效益的结果。在考虑项目的益处或结果时，我们建议将有形的结果（如提高表现、增加满意度、提高积极性或减少冲突）与无形的结果（如增强自尊心、加强团队合作 / 协作、对角色的满足感或对职业方向的满意度）区分开来，并尝试对两者进行评估。无形结果总是更难评估，但在考虑教练法项目对最终结果的影响时，它仍然至关重要。

活动二：设定有效性标准

项目评估关注项目有效性的证据。项目通常是根据特定的标准来衡量的，标准越具体，越容易衡量。评估人员必须清晰定义评估问题和标准中所有可能含糊不清的术语（如高风险学生）。例如，如果评估问题是：参加教练法项目的一年级学生在二年级结束时是否记住了他们所学的知识？那么标准可能是：在学生的二年级和一年级之间不会发现学习水平的下降。思考标准的一种有效方法是，我们是否决定从项目的结构、过程或结果来衡量其有效性。可以通过回顾其他类似项目、查阅文献或依靠专家共识来建立标准。在没有明确标准的情况下，可以通过仔细考虑项目的目标和目的而在内部建立标准。其挑战在于识别或创建可信、适当和可测量的标准。

实际案例

一所医学院的教师发展办公室启动了一个为期 16 个月的教练法项目。该项目旨在使处于职业生涯中期的教师更深入地了解医疗行业运营并培养相关的领导力技能。除了将参与者与资深教师教练配对外，该项目还提供了一系列职业发展研讨会和若干社交活动。在这种情况下，其中一个评估问题可能是要回答项目的参与者是否成功在其自身的医疗系统中担任领导职位。这类问题的有效性标准可能是：新教练法项目中 90% 的参与者在完成项目 1 年后将在组织内寻求领导职位，并且 75% 将成功担任他们申请的领导职位。

活动三：设计评估和选择参与者

理想情况下，项目评估应同时考虑教练干预措施的设计，因为两者可以相互影响。标准的评估设计包括，比较一个小组在一段时间内的表现（在所有参与者接受相同培训的情况下），或比较两个小组在一个或多个时间点内的表现（当其中一些参与者接受了不同的项目或完全不接受项目时）。在此阶段通常需要考虑的一些问题可能包括：我应该进行多少次测量？测量应在何时进行？应如何选择小组或个体？

活动四：收集数据

收集和测量相关变量的信息这一过程使领导者能够回答既定的研究问题、检验假设和评估结果。通常需要考虑的一些原则包括：了解已收集了哪些数据，始终将评估问题放在首位，以确保只收集必要的数据，从多个来源为每个问题收集数据，并收集定量和定性数据的组合。定量数据有助于发现某种现象（如结果、障碍、促进因素）的规模。定性数据有助于更好地理解这种现象（如谁从项目中受益最多，需要什么额外的支持来改进结果）。最常见的一些数据来源包括直接观察、自我评估、调查问卷、访谈 / 焦点小组、现有数据（如表现测试）和同行评价。创建评估矩阵是一个有用的工具，可以用于跟踪正在考虑的数据收集方法。最简单的形式是，矩阵会将评估问题与将用于回答这些问题的数据收集策略对应排列展示出来。

我们还建议教练法项目评估中纳入教练的观点，因为这可以增加一些有关教练法关系和个人成果的宝贵知识。由于教练经历具有独特性，是个性化的，因此评估还应包括带有评分量表的态度问卷（这些量表能够捕捉正面和负面的看法），并进行面对面访谈和焦点小组讨论，以便进行更全面的探讨[6]。尽管到目前为止所有这些活动都很重要，且数据收集听起来也很简单，但这可能是所有活动中最重要的。

初始数据收集还会遇到一些共同的挑战。表 11.3 列出了我们所见过的一些最常见挑战，以及我们用来应对它们的一些策略。

活动五：创建 / 整合相关专业知识

项目评估是一个多方面的过程，教练法项目的规模和复杂性与所需的专业知识和资源密切相关。一个经常被忽视的资源是教学设计师（instructional designer，ID）。ID 是一类了解如何分类结果、制订可衡量的目标、选择适当的评估和教学策略以及设计有效教学的专家。

ID 所做出的最有力的贡献之一是设计评估工具，以测量实际的学习成果（知识和技能），而不是参与者的满意度。例如，他们可以设计工具来衡量教练是否掌握了相应的模型，能否有效实施该模型，这是否能让被教练者获得学习成果（知识和技能），以及被教练者能否将这些技能实际运用在他们自己的课堂中。

活动六：分析数据和报告结果

分析方法取决于评估问题和选定的标准。重要的是既要考虑实际意义（变化代表的影响有多大），也要考虑统计意义（变化是否可以通过统计方法检测到）。缺乏统计学意义可能表明结果测量标准设置得过于雄

表 11.3 常见挑战和数据收集指南（活动四）

挑战	解释和指南
现场评估	我们的大多数评估实践都是在工作坊或课程结束时进行的。若想要教练法项目更上一层楼，就需要将评估范围从我们开展的初始培训（即时后测）延伸到实际环境中，也就是教练法本身发生的地方。这可以采取多种形式。有许多方法可以对培训后的教练进行评估，而且评估应使用多种测量手段以实现三角验证。可供选择的方法包括延迟后测、对教练和被教练者进行访谈、教练 / 被教练者日记或日志的评估、围绕教练过程关键特征的自我评估清单，以及定期对关键问题进行简短回答。然而，金标准是观察教练与被教练者在真实课程中的互动，并使用相同的核查表和措施来评估培训成果
教练培训	利用专家提供"内容"是教练最强大、最独特的方面之一，但也可能是其最大的弱点。虽然培训教练的重点是如何进行有效的教练（关注过程，而非内容），但我们有时也会对他们教练的内容抱有期望。例如，我们可能希望他们教练他人如何实施特定的教学策略（如主动学习），这意味着我们既要关心教练是否是一个好的教练，也要关心他们的被教练者是否学会了如何应用教练教授的内容。为了衡量教练的施教效果，我们要观察他们的施教情况（他们实施教练法模型的效果）。要衡量他们（通过教练过程）推广教学策略的效果，我们还必须衡量被教练者实际掌握教学策略本身的情况
以人为本，而非考试	学习成果的衡量总是包含行为因素——没有人只是知道知识，而不会应用知识——而这种应用知识的行为才是衡量学习成果的真正标准。虽然与教练法相关的技能的书面测试是成果衡量的必要部分，但衡量的必要条件是教练法行为的展示。角色扮演就是一个兼具良好的教学和评估策略的例子——与接受教练培训的人员配对，让他们在预设的情景（涉及期望 / 计划达到的全部教练技能成果）中教练着教练，可能会有所帮助。这种方法既可以作为培训期间的练习和评估，也可以作为后续的现场跟踪测试
在实际环境中评估教练	教练最适合科氏的第三级评估——环境。教练旨在整个组织中持续有效地传播专业知识。随着时间的推移，长期、定期跟踪教练法活动非常重要，例如： • 即使没有实际的课程记录，也要计算课程次数 • 每年为教练和被教练者填写 2 ～ 3 次评估表 • 要求被教练者撰写教练法过程的反思日志 • 对教练和被教练者进行访谈，以实现三角验证，并制订时间表，以便所有教练在开始时每年接受一次访谈 • 最重要的是，将这些数据用于项目报告（成果）和修改项目本身（过程），以保持实施效果的高质量

心勃勃，或者预期的行为变化可能需要更长时间才会显现。相反，一些不具有统计学显著性的结果最终可能有助于理解或改进项目。解释项目评估的结果并从中得出结论可能具有挑战性。在撰写正式报告之前，建议利益相关者参与审查结果和初步结论。

科氏模型

科氏模型广泛用于进行培训项目的结果评估[7]。该模型支持收集数据以评估项目结果的 4 个层级（表 11.4）。科氏模型还有第 5 层级，即投资回报率（return on investment，ROI）。这级最早由 Phillips 在他所著的《培训和表现改进项目中的投资回报》（*Return on Investment in Training and Performance Improvement Programs*）[8] 中提出。然而，这第 5 层级并未被科氏本人正式采纳，他强调有必要进行 ROI 计算，以此来作为第 4 层级的结果衡量标准。

表 11.4　科氏的评估模型

层级	主要特点	注意事项和警示
层级 1：反应 / 满意度	• 评估参与者对培训的看法	• 衡量的是看法，而非学习结果
层级 2：学习	• 评估实际学习情况	• 在培训前后进行衡量
层级 3：行为	• 所学知识（层级 2）是否实际应用到工作中 • 重点是行为变化 • 通常会对员工 / 主管进行观察 / 访谈	• 可能需要几周或几个月来才能体现 / 评估 • 环境压力可能阻碍改变
层级 4：结果	• 行为改变对组织的影响	• 需要大量资源 / 长期承诺 • 最好用于关键任务成果和长期项目的评估

第 1 层级：学习者反应或满意度

这一层级评估培训中的参与者（在我们的案例中是教练和被教练者）对培训的感受。测量参与者的反应很重要，这样我们才能了解对培训的接受程度以及如何在未来改进培训。然而，仅第 1 层级数据本身是不够的，因为它并不衡量实际表现（参与者是否真的学到了什么）。

尽管收集第 1 层级的数据很重要，但更高层级的评估也很重要，它可以证明项目不仅受欢迎，而且有效（因此值得投资）。

第 2 层级：学习

这一层级评估的是项目所产生的实际学习效果（知识、技能和态度）。在规划教练课程时确定的学习目标和相关评估项目有助于将学习成果的变化与项目本身联系起来，而不是归因于环境影响。这些学习成果通常在培训前后进行测量。尽管评估第 1 和第 2 层级通常足以评估培训本身，但它们不足以解答干预措施在干预范围之外的效果问题（例如，学习向工作场所的迁移）。除非我们能够证明教练和被教练者真正掌握了预期目标，否则就无法区分那些未从项目中学习到东西的优秀教师和从项目中学到东西的水平不佳教师。

第 3 层级：行为

这一层级评估参与者所学到的知识（例如，第 2 层级中所测量的知识、技能和态度的变化）是否真的在干预之后延伸到了工作场所中。我们需要注意的是，行为变化是一项长期活动，可能需要几周或几个月的时间才能显示出准确的结果。衡量行为的最佳方法之一是在一段时间内进行观察和访谈，并将其与培训者应用所接收信息的情况同预期标准进行比较。另一个需要考虑的方面是，环境条件在多大程度上有利于任一行为的改变。因此，第 3 层级要求我们能够说明教练的知识和技能在多大程度上能转化为在工作中的行为。换句话说，仅仅因为教练知道该做什么，并不意味着他们会选择去做或环境允许他们去做。

第 3 层级难以始终如一地实现，因为这需要有资源支撑对所有教练和被教练者进行至少一次观察和评估。不过，在项目初期进行这样的投资是值得的，因为这是证明项目有效性最有力的证据。如果有预期的、可观察的行为结果，那么在项目的第 1 年对教练和被教练者至少进行一次这样的评估是非常重要的。第 1 年之后，如果资源无法长期投入，可以将第 2 层级评估的持续正面结果与第 1 年的证据结合使用。如果不一定能做到，可以选择随机或分层抽样观察教练和被教练者，这样可以节省时间和资源，同时还能为第3层级提供一些证据。

第4层级：结果

这一层级最难实现且需要的资源最多。因为这一层级指的是项目（第1、2和3层级）对组织最终效益的影响。因此，它应该留给那些预期会产生广泛影响并在较长时间内持续（几年而不是几周）的项目中最关键的任务结果。衡量这些结果可能既昂贵又耗时。最大的挑战是选择那些与项目联系最紧密的结果或成果，并找到长期衡量它们的有效方法。一些示例包括对患者疗效的影响、整个系统的成本节约和浪费减少、人员留任率或士气的提高以及质量评级的提高。对于一个教练法项目而言，这可能需要纵向跟踪一些事项，例如学生在校率、毕业率、荣誉、教师留任率、终身教职和晋升所需时间、文章发表率和教育相关项目的资助申请，并将其与节省的时间和资金、公共声誉等联系起来。事实上，机构几乎需要对这一层级的评估负责，而进行这项工作所需的资源可能不是一个教练法项目能承担的。

投资回报率

进行评估的真正价值在于能够利用评估结果（在这种情况下为第4层级）来计算ROI。然而，如果数据丢失、数据质量不高（例如，使用好感度评分或自我报告来衡量学习成果），或者没有高质量的表现标准，就无法计算出有意义的ROI。与第4层一样，ROI本身也需要大量投入。最好在一开始就确定项目对组织的相对重要性，并确定来自管理层的资源和承诺，以便进行ROI分析。表11.5列出了一些由Phillips[4]概述的计算ROI的主要步骤。

对科氏模型的最终思考

尽管科氏模型广受欢迎并被广泛使用，但在使用时仍需注意以下几点。收集第3层和第4层的数据可能是一项昂贵且耗时的活动，尤其是在机构没有专门的人员或没有定期收集这些类型数据的系统的情况下。根据干预措施的规模和其他正在进行的评估数量，第3层评估可以由少数工作人员在一段时间内完成。然而，第4层几乎肯定需要多名专职人员且彼此合作才能完成。此外，机构在不断变化，即便在最理想的情况下，也很难将项目取得的效果与其他众多因素分离开来。

这并不意味着我们应该放弃这些层级。即使资源有限，也总有办法评估第3层和第4层。Wedman和Tessmer的“必要层级”模型[5]建议，应利用制约因素来调整，而不是取消过程中某个阶段的工作（如评估）。Ron Zemke在谈到需求评估时也提出了相同的观点，认为总有时间去做一些事情[9]。如果无法观察每个接受过教练的人的行为（第3层），那么可以随机或有目的性地抽

表11.5　计算投资回报率（ROI）所涉及的主要步骤
1. 如果可能，使用对照组，如果不可行，则使用比较组
2. 留出足够的时间来取得和衡量结果
3. 确定培训的直接和间接成本（时间、薪资、材料、生产力损失）
4. 衡量培训前、培训中和培训后的结果数据
5. 衡量相较于之前表现的提高情况
6. 将表现提高转化为资金价值收益（例如，将节省的时间乘以每位受影响人员的工资）
7. 从培训成本中减去美元价值收益
8. 使用此结果计算投资回报率（ROI）

取最典型的参与者。如果无法对这么多人进行抽样观察，也可以选择一个人进行观察，然后对其他人进行调查。每种方案都不如前一种方案稳妥，但有总比没有强。重要的是要明确数据的代表性和可靠性。

小结

评估可以提供关于项目早期实施过程中的成功和遭遇挑战的过程数据，或者对于更成熟的项目，可以提供关于项目参与者的结果数据。获得的信息有助于以最具成本-效益的方式精准投入项目资源。关键是要了解我们想要回答什么问题，采用我们熟悉的合适模型，尽可能在项目设计的同时进行评估，并衡量项目的实施情况（过程）及其对组织的影响（结果或目标）。尽管项目评估看起来复杂、昂贵甚至令人望而却步，但通过确定评估的目的、关注 6 项常见的评估活动以及考虑我们希望达到的评估水平，即使是非评估专家也可以有效地开展评估。

核心要点

1. 项目评估取决于我们和其他利益相关者想要了解的内容，目标和想要回答的问题越明确，评估的效果就会越好。
2. 为了达到最佳效果，评估和干预项目应同时进行。
3. 评估应在干预措施启动前开始，并在其后继续。
4. 在选择评估措施之前，必须确定成功标准并确保利益相关者的参与。
5. 应考虑在教练培训结束后跟踪其收益，包括科氏的第 3 层（将干预措施迁移到工作场所）、第 4 层（对组织本身的影响）和 ROI。
6. 评估项目必须根据机构资源进行调整。如果不切合实际，就会导致评估“卡住”（无法达到其设计的水平）或产生不可靠的数据。
7. 项目评估应包括对评估本身的评估，以确保其能够反映项目在推进过程中的实际设计情况。

进一步思考的问题

1. 当反思自己的教练法项目时，您能从评估工作中得出什么结论？您的结果和问题是否代表了您想知道的内容？
2. 您用来确定项目是否有效的标准是什么？您是否拥有回答这些问题所需的所有数据和过程？
3. 您的教练法项目有效吗？对谁有效？在什么情况下有效？您的教练法项目的哪些部分最有效或最无效？
4. 您的全部或部分评估结果与其他地方实施的类似教练法项目的结果相比如何？
5. 在内容（目标 / 目的）、活动和过程中，可以对您的教练法项目（以及您的评估过程）进行哪些更改，以扩大其范围和提高其有效性？

注释参考文献

Kirkpatrick D. Revisiting Kirkpatrick's four-level model. *Training Dev.* 1996;50:54–58.

这是一篇关于 Kirkpatrick 教育模型的最新综述，特别关注了培训项目和当前的商业环境（例如培训项目对投资回报率的需求）。

Phillips JJ. *Return on Investment in Training and Performance Improvement Programs,* 2nd edition. London: Routledge; 2011.

这是一本对培训项目投资回报率（ROI）评估的优秀论著。虽然不是专门针对教练法的，但其提出的方法同样适用于教练法项目，并且被认为是 ROI 理论和实践方面的权威著作。

参考文献

1. McGovern J, Lindemann M, Vergara MA, Murphy S, Barker L, Warrenfeltz R. Maximizing the impact of executive coaching: behavioral change, organizational outcomes and return on investment. *J People and Organ Transition. Manchester Rev.* 2001;6(1):1–9.
2. Fillery-Travis A, Lane D. Does coaching work or are we asking the wrong question? *Int Coach Psychol Rev.* 2006(1):23–36.
3. ACGME. Accreditation council for graduate medical education: glossary of terms. Accreditation Council for Graduate Medical Education. April 15, 2020. http://www.acgme.org/acWebsitte/about/ab_ACGMEglossary.pdf. Accessed August 3, 2021.
4. Phillips JJ. *Return on Investment in Training and Performance Improvement Programs.* 2nd ed.: Butterworth Heinemann Publishers; 1997.
5. Frye AW, Hemmer PA. Program evaluation models and related theories: AMEE Guide No. 67. *Med Teach.* 2012:68.
6. Leonard-Cross E. Developmental coaching: business benefit: fact or fad? An evaluative study to explore the impact of coaching in the workplace. *Int Coaching Psychol Rev.* 2010;5(1):36–47.
7. Kirkpatrick D. Revisiting Kirkpatrick's four-level model. *Training Dev.* 1996;50(1):54–58.
8. Phillips JJ. *Return on Investment in Training and Performance Improvement Programs.* 2nd ed. London: Routledge; 2011.
9. Zemke R. How to do a needs assessment when you think you don't have time. *Training.* 1998;35(3):38.

第 12 章

医学教育中教练法的现状和未来

Jean E. Klig，Michael A. Haight，and Michele A. Favreau

学习目标

1. 明确教练法在提升表现方面展现出最大影响力的领域。
2. 介绍教练法的成果和未来的研究方向。
3. 总结多学科教练法框架中最有效的组分部分。
4. 确定教练法的成本–价值成果。

提纲

本章提要

本章探讨了当前关于教练法影响的最佳证据，以及支持其在医学教育领域进一步推广和应用的关键成果，同时明确了未来研究中可填补的空白。我们纳入了来自非医学学科的证据，以揭示其潜在的发展机遇，并为推动医学领域教练法的实践和应用提出未来研究方向。我们的讨论强调，对教练法的定义、应用和实践达成共识，对于持续衡量教练法在医学教育中的有效性非常有必要。我们探讨了如何通过投资回报率概念和指标来确立教练法在医学教育中的价值，并阐述了其对未来研究的影响。最后，我们为未来医学教育领域的教练法研究描绘了一条发展的路径。

引言

教练法能为医学教育带来什么？其成本又如何被证明是合理的？当新颖的教学方法出现时，这些问题不可避免地会被提出，而商业方面的文献已经为教练法的价值提供了有利证据。为了推广教练法在医学教育中的应用，我们必须考虑教练法为何、如何、何时以及何处能够为现有的教学方法增添价值。目前的文献提供了教练法早期影响的数据，这些数据可以作为未来研究的路线图，以阐明其更广泛的影响，在现有框架和结果的基础上进一步拓展，并证明其在医学教育中的价值。本章探讨了当前医学教育中教练法的证据，并分析了可以影响未来研究的关键实践要素和结果指标。然后，我们结合这些内容，对投资回报率（ROI）进行了评估，这对于在医学教育研究和实践中成功推进教练法的应用至关重要。通过回顾这些研究及现有的不足，我们提出了教练法在未来教学研究中的蓝图。

教练法在医学教育中的影响

教练法作为一种灵活的策略，能够激发学习者的参与并促进学习。自 2010 年教练法被引入医学教育以来，其应用已经涵盖了从技能表现到身心健康的各种目标[1]。初步研究展示了教练法的早期影响，并确定了其在未来应用中的潜力。评估医学教育中教练法工具的有效性证据已取得初步进展，并得到了其他学科成果证据的支持[2]。两个关键问题构成了教练法在医学教育中未来的研究方向：在医学教育的哪些领域通过教练法能够取得最大改善？其他学科中的教练法有效性研究中的哪些方面可以应用于医学？

医学教育中教练法的相关证据

早期关于教练法在医学教育中作用的研究主要涵盖 4 个主题领域：临床操作技能、学术和（或）职业认同的形成、反馈、以及身心健康。总的来说，目前的研究证据涵盖了教练法作为一种教育策略的可行性、学习者的反应和测试表现等在内的研究结果。这些结果基于科氏模型，反映了其较低层次或早期进展，但为进一步的研究奠定了重要的基础。

目前的研究证据最有力地支持了教练法对提高手术操作技能方面的效果[3-4]。除了在手术室进行直接教练外，术后基于视频的教练法作为一种新颖的应用，展示了其对学习的促进作用，具体表现为：每单位时间内教学点的增加、住院医师自主学习积极性显著提高，以及教练为促进批判性思维和设立学习目标而提出的更多问题[5]。进一步的研究支持了基于教练法的录像回放和（或）模拟训练在提升手术操作技能方面的价值和可行性。这些研究和临床技能数据[6]为在医学技能教学中应用教练法提供了动力。

目前的文献强调，在学术发展或职业认同形成方面实施教练法是促进学习者参与及其能力发展的一个有效途径。关于学术教练法的研究数据明确了成功开展教练法的关键因素[1,7]，并证明了教练法的实施对医学生和住院医师的临床学习和发展具有积极影响。一项研究还显示，教练法能够帮助早期识别有风险的学生，从而便于为这些学生提供及时帮助[7]。更多有限的证据表明，教练可能有助于促进反思性实践[8]，这对于学术发展具有重要意义，并能够促进职业认同的形成[9]。然而，进一步的研究仍有待开展，以阐明如何系统地应用教练法以促进胜任力发展各个阶段的学术发展和职业认同形成，以及哪些教练法实践和项目对学习者的成功最有帮助。

反馈是学习过程中不可或缺的一部分，通过教练法可以更有效地进行持续反馈。R2C2 反馈模型[10]将反馈过程分为 4 个部分，其中，教练法是该过程的最后一步。在这个模型中，教练法为学习者提供了一个评估和整合反馈的交流机会。因此，R2C2 模型又为医学教育中教练法的影响力增添了一个新的维度。尽管目前关于 R2C2 模型的数据仅涉及毕业后医学教育，但其整体框架同样适用于院校教育，并且是未来研究一个充满前景的领域。现有数据表明，教练法在帮助医学生接受反馈方面具有积极作用[11]，这支持了在反馈对话中更广泛地应用教练法，以提高学习效果。

心理健康日益被视为提高学习者参与度和优化学习的重要因素。针对心理健康方面的教练法的早期研究围绕其对医学生和住院医师培养的影响展开。涉及医学生的小规模研究表明，在实习期间接受教练后，学习者的适应能力和主动学习能力有所提高[12]，并且在整体压力管理方面的自我效能也有所提升[13]。同样，在职业发展中运用积极心理学原理开展促进心理健康的教练活动，也已被证明能降低住院医师的倦怠率[14]。未来的研究可能关注如何持续有效地提升学习者的心理健康状况，以及如何将其整合到整体的学术教练中。

在医学教育中，将教练法置于医生培训所经历的一系列学习活动和互动的背景下来审视，或许会达到最佳的整体效果。因为基于不同时间变量的教练法可能适用于不同的学习情境。Landreville 等提出了一种适用于医学教育的双层教练模型，包括“即时教练”（coaching in the moment，CiM）和“长期教练”（coaching over time，CoT）两种方法[15]。CiM 发生在临床环境中，需要教练采取更具指导性的方法，为学习者提供可行且即时的反馈。CoT 主要发生在临床环境之外，是一种长期的、合作式的教练方法，教练和学习者共同回顾表现数据，进行双向反馈，并共同制订改进建议。该模型界定了医学教育中两种关键的教练法的本质区别，并可以通过未来的研究进一步扩展其应用。此外，每种方法都值得进一步研究，以确定有效的衡量方法、合适的成果指标以及它们在医学教育教练法中的影响。

情景 1

Evidence 博士是一位临床实习主任，她计划在轮转中引入教练法。对于学生来说，教练法将是一种全新的体验，并且有望提高他们在临床学习中的参与度。她决定将重点放在对临床表现和操作的反馈上。在查阅了当前的教练法文献来获取指导后，她决定将 R2C2 模型作为一个框架，供带教老师在实习期间的临床实践后提供反馈。她还决定使用基于视频的教练式点评作为操作反馈的一种方法。在启动实习的新改变之前，还有一些时间进行下一步的计划。

思考问题

1. Evidence 博士如何根据她的计划向带教老师介绍教练法的作用？
2. Evidence 博士可以使用什么样的结果来评估她的学生使用基于视频的教练式点评的情况？

医学教育之外的教练法相关证据

几十年来，教练法这一理念在商业领域已广为人知，在体育和音乐领域更是历史悠久且不可或缺。这些领域的教练法都以关注个人表现为基础，而这同样可以在团队或组织层面产生影响。音乐或体育领域教练法的影响更为线性，因为特定表演或赛事的目标可以通过质量、技术、观众反应或“获胜”等指标来衡量。音乐和体育领域的教练法都表明了教练-被教练者之间的合作对提升个人表现有极大的裨益。这一点在体育领域尤为明显，教练致力于帮助运动员达到“个人最佳表现”，而教练-运动员的关系则是成功的关键[3]。在商业领域与之类似的是高管教练，通过高管教练提升个人表现，进而能够对组织收益和财务收益产生显著影响[16]。目前仍在继续引入新的指标，以评估教练法在商业领域的效果，充分捕捉其财务收益，从而更好地调整其应用方式[16-17]。然而，商业领域文献研究也强调，教练法对个人表现的价值不仅限于具体的财务收益，还能在更高层面上促进组织的成功。“人力资本”这一理念认为，人不仅仅是有形资产，在知识经济时代，更是组织的投资者，而非组织的成本。这一观念已经开始改变我们思考诸如“教练法是否帮助了企业”等问题的方式[17]。有证据表明，教练法的影响已经超出了商业、音乐和体育领域，还延伸到了高等教育领域，在此领域中，教练法被强调是“助力学习和个人成长的强大工具”，对学生、教师、教育领导者和机构都有益处[18]。总的来说，这些研究为我们提供了一个有利的视角，让我们看到教练法在医学教育中发挥作用有乐观的前景，即与传统方法相比，它以学习者为中心，且经济、高效。未来需要更多的研究来推动教练法在医学教育中的更广泛应用，并确定能够最优化展示其对教学多方面影响的成果指标。

情景 2

Westin 博士来自一家学术医疗中心，是一个中等规模家庭医学项目的主任。1 年前，她为住院医师开设了一个非正式的教练法项目，以支持他们提升表现和促进身心健康。自愿参与的教师教练和住院医师都对这个项目感到满意，并反馈了一些积极的结果。Westin 博士现在希望将教练法项目正式化，并正在为她的系主任制订一个教练法项目提案。Westin 博士正在和她的教师团队合作，为新的教练法项目制订教练所要达到的成果。这个团队似乎正在努力创造除了“满意度”以外的其他成果。

思考问题

1. Westin 博士如何才能最好地利用来自她非正式教练法项目的轶事数据，为她的新教练法项目制订可衡量的结果指标呢？
2. Westin 博士可以使用哪些类型的证据来帮助她评估教练法项目的有效性？

衡量教练法的有效性

为了更好地确定教练法在医学教育中的作用和价值，衡量教练法的有效性至关重要。然而，由于教练法的复杂性，在文献中，关于教练法有效性的可靠、可信的研究一直难以实现。尽管有许多跨学科的关于教练法有效性的研究，但其中许多依赖于由从业者制订的随意性的评价方法，且这些方法并不统一[19-20]。此外，许多教练法研究倾向于使用回顾性的自我报告方法来确定其有效性。这类研究容易导致对教练法有效性的主观判断[19-20]，而且这类研究一般规模较小，结果各异。由于缺乏评估教练法有效性的系统性方法，许多人对教练法持怀疑态度，尤其是考虑到教练法的高成本[21-22]。教练法的客观和量化研究非常有限，这给继续研究带来了挑战，但对目前正在进行的研究来说，同样也是一个巨大的机遇。

商业管理文献中有一种评估教练法价值的框架，即投资回报率（ROI）[23]。然而，ROI 的特质也带来了挑战，研究人员建议应将 ROI 与其他数据点进行三角验证，以更全面地解释教练法的有效性[19-20]。由高管教练与领导力研究所（Institute for Executive Coaching and Leadership，IECL）开发的“教练法有效性调查”（coaching effectiveness survey，CES）是衡量教练法效果的一个可靠工具，但作者提醒说，其调查数据具有主观性，并非教练法过程中的所有相关因素都能得到衡量[24]。与大多数教练法有效性调查一样，CES 仅衡量教练法结束后的结果，而不是在整个教练法过程中的特定时间间隔测量结果，因此很难确定随着时间的推移逐步取得的进展。未来需要开展更多的研究来衡量特定时间段内的教练法成果，而不能仅评估项目结束后的单一结果。

基于跨学科教练法成果的初步数据表明，教练法是一种有效的干预措施[19-20，24]。常见的教练法成果包括表现提升、技能发展、应对策略增多、工作态度改善、目标导向的自我调节能力增强、自我效能感提高、自我意识增强和身心健康状况改善等[19-20，24]。

教练法成果可以体现在个人层面，也可以体现在组织层面。然而，大多数教练法研究将重点放在了个人而非组织层面的成果上[19-20]。为了更好地确定教练法的成果和有效性，教练法相关研究需要将教练法置于组织背景下进行考量，以把握其对个人和组织的整体影响[19-20]。Evers 等和 Moen 等认为，教练法会对目标实现预期、目标推进及目标承诺具有积极影响[25-26]。Kampa-Kokesh 报告称，有证据支持教练法作为提高表现和促进行为改变的一种有效干预措施[27]。Grant 等的研究表明，教练法可以增强目标实现、心理韧性和职场幸福感，并证明其对应对和自我调节能力有积极影响[28]。Duijits 等发现，在医疗、健康和教育机构工作的员工接受教练法后，幸福感和生活满意度有所提高[29]。然而，研究人员提醒，由于教练法的研究框架具有异质性，验证这些教练法文献中报道的教练法成果可能存在一定的挑战性[19-20]。

关于教练次数对教练法成果影响的研究表明，增加教练次数并不一定能产生更大的积极影响。实际上，对于某些结果而言，增加教练次数还可能会产生潜在的负面影响[19-20]。例如，在表现提升、技能发展和工作态度方面，教练法所取得的积极影响与较少的课程次数相关，这可能归因于教练法干预的类型或教练法所解决问题的范围[20]。

关于教练法有效性的研究表明，由于教练法具有灵活性和动态性，它表现出一种“复杂的自适应系统”的特点[30-31]。Grover 和 Fuhrnam 在描述了这种复杂性的时候指出，很可能有许多因素和特征通过教练法的复杂互动相互作用，最终创造了成功[18]。他们研究了“远端”结果，并描述了结果的“调节因素”和“中介因素”，以识别影响教练法结果的相关因素。他们认为，被教练者、教练以及他们之间的关系是主要的“调节”或“媒介”因素，它们存在于“变量之间”，可以推动教练法活动并促进成功[19-20]。Sonesh 等[32]进一步主张，教练法更能影响“关系结果”，而不是“目标实现结果”[31]。因此，需要进一步研究被教练者和教练的具体特征及其对教练法关系的影响[19-20，33]。

因此，对教练法有效性的研究是一个新兴领域，如果能建立一个统一的理论框架，以涵盖整个教练法过程的内在复杂性，将会对这一领域大有裨益。这样的框架有助于建立一个标准化的基础，使未来教练法有效性研究的设计和教练法成果的推广更具同质性。

医学教育中教练法的投资回报率

在过去的二十年里，商业领域的教练法研究主要集中在投资回报率（ROI）上。在商业环境中，教练法逐渐从一种补救措施发展成为一种帮助开发最大商业利益的策略。企业利用 ROI 来展示其在领导力和组织学习、发展以及绩效提升上的投资回报。

“曼彻斯特评论研究”（*Manchester Review Study*）是探讨教练法 ROI 最常被引用的研究成果之一[34]。这项开创性的研究调查了《财富》1000 强企业中接受发展性教练法的高级管理人员，并要求他们量化教练法对他们业务的影响。研究人员计算了 ROI 并进行了调整，以评估教练法的独立影响。结果表明，教练法平均 ROI 是初始投资的 5 倍。在医学教育领域，有必要开展进一步的研究，以确定如何在医学教育各个层面复制这些成果。

ROI 可以用软数据和硬数据来衡量。教练法的目标是提高绩效并改变行为，并随着时间推移而不断发展变化。Laske 提出，行为改变需要时间，而时间是有成本的[35]。

由于行为改变是可以衡量的，因此可以通过测量时间和行为改变来获得 ROI。

目前，对于 ROI 是否能作为评估教练法的有效方法这一问题，仍存在争论[36]。De Meuse 等因其缺乏共识和维度而质疑其实用性和真实性[37]。Theeboom 等指出，教练法在个人层面的成果（如提升表现技能、身心健康和应对能力）上是有效的[20]。然而，将这些成果类别转化为财务工具却极为困难。Grant 认为，由于衡量指标含义的多变性和对财务成果的过度关注，ROI 不是衡量教练法成功与否的良好指标[38]。他主张测量身心健康和参与度，而不是财务变化。因此，为充分衡量教练法的 ROI，就必须对多个不同来源的数据进行三角验证，以有效确定其影响。

尽管医学教育工作者认识到有必要量化教练法的价值，以证明将其纳入医学教育课程是合理的，但目前还没有大量的文献来指导这项工作。持续开展高质量的关于医学教育中 ROI 的研究具有重要意义，这有助于确定 ROI 在医学教育中循证的应用，优化教练法的成果，并使教练法项目的成本-效益最大化[39]。

情景 3

North 博士是一家大型儿科学术部门的主任。她已经决定在全部门范围内为受训人员和教师开展一个教练法项目。North 博士急于推进建立这个教练法项目，但她的管理者担心这个项目的成本，以及可能对教师工作效率产生的潜在影响。管理者要求 North 博士提交一份财务建议书。

思考问题

1. North 博士如何运用 ROI 评估方法来证明她的教练法项目的合理性？
2. 现有 ROI 指标在医学教育领域的局限性是什么？

未来研究方向

教练法在医学教育中已被证明是培养临床操作技能的有效工具。初步数据还表明，教练法也是一种有助于支持学习者接受反馈和促进学习者身心健康的工具。这些积极的结果表明，学习者的表现有所提升。尽管教练法可以用于解决学术发展和职业认同形成的问题，但目前仍缺乏足够的研究数据来确定教练法是否显著影响了医生的学术和职业发展。目前，医学教育中的教练法模型建议在不同的学习环境中采用不同的教练时间安排，因此有必要进一步研究每种模式的整体效果和影响。未来关于教练法的研究也应关注教练和被教练者的个体特征，以及这些特征如何影响整体教练体验，以确定它们对促进学术和职业发展的潜在影响。

在医学教育领域，缺乏一个被普通接受的关于教练法的定义，这限制了对教练法效果的评价。现有研究普遍使用不太严格的研究方法，如自我报告和教练自行收集数据，使得教练法成果很难被归纳总结，同时影响了教练法研究的可靠性和有效性。在医学教育中建立一个共同的教练法概念框架将有助于开展更具针对性的研究，并获得更可靠的结果。

目前，在医学教育文献中，尚未出现专门针对医学教育中教练法 ROI 的研究。然而，商业文献为 ROI 研究提供了一个范例，这可能有助于确定医学教育中教练法的“价值”。聚焦于将教练法价值作为 ROI 的研究，可能有助于为在医学教育的各个阶段开发教练法项目提供依据。

随着教练法在医学教育中的普及，教练法研究也必须随之发展，以明确教练法作为教育工具的有效性、可靠性和价值。医学教育领域中教练法文献的有限性可以也应该成为所有医学教育工作者在各自的教学环境中研究教练法项目的机会和动力。作为医学教育研究共同体，我们可以开始填补研究空白，为在医学教育的各个层面上开发教练法项目提供有力的证据。只有通过我们的共同努力，才能充分认识到教练法在医学教育中的作用、影响和价值。我们希望这本书能为我们奠定基础，以便将常见的教练法定义、框架和能力进行适应性调整，从而验证教练法在医学教育中的价值，包括成功地将胜任力导向医学教育与培养优秀自适应学习者相结合。

核心要点

1. 有研究表明，教练法能够提升外科手术技能，同时，学术教练法、反馈教练法和健康教练法等相关证据越来越多，并在医学教育的各个阶段都取得了可验证的成果。
2. 教练法在商业、体育、音乐以及高等教育领域所取得的成功，证明了它作为一种以学习者为主导、旨在提升表现和实现个人目标的过程所具有的价值。
3. 在教练法有效性研究中，需要一个通用的理论框架来更好地设计教练法研究和衡量其有效性。
4. 初步的跨学科数据表明，教练法对技能培养、表现提升、行为改变、生活满意度和身心健康都有积极影响。有必要开展更多的研究，以便更好地了解这些成果在医学教育中的应用情况。
5. ROI 可以用来评估教练法的效果，但不应该单独作为衡量标准。

注释参考文献

Landreville J, Cheung W, Frank J, Richardson, D. A definition for coaching in medical education. *Can Med Educ J.* 2019;10(4):e109–e110.

提出了时间变量模型（即时教练和长期教练），适用于医学教育中不同学习环境下的教练法。

Lovell B. What do we know about coaching in medical education? A literature review. *Med Educ.* 2018;52(4):376–390.

对医学教育中教练法的研究文献进行了批判性回顾，对理解当前已知研究的空白具有重要意义。

McGovern J, Lindermann M, Vergara M, et al. Maximizing the impact of executive coaching: Behavioral change, organizational outcomes and return on investment. *Manch Rev (Bala Cynwyd Pa).* 2001;6(1):1–9.

关于商业领域高管教练法投资回报率（ROI）的开创性研究。包含对教练法多维度影响的深入分析，并描述了教练法不同方面如何相互作用以创造 ROI。

Theeboom T. Beersma B, van Vianen EM. Does coaching work? A meta-analysis on the effects of coaching on individual level outcomes in an organizational context. *J Posit Psychol.* 2013;9(1):1–18.

对跨学科教育教练法模型的范围综述。包括对教练方法、衡量指标、成果和影响的批判性分析。

参考文献

1. Wolff M, Morgan H, Hammoud M, Ross PT. Academic coaching: Insights from the medical student's perspective. *Med Teach.* 2019;42(2):172–177.
2. Carney PA, Bonura EM, Kraakevik JA, Juve AM, Kahl LE, Deiorio NM. Measuring coaching in undergraduate medical education: the development and psychometric validation of new instruments. *J Gen Intern Med.* 2019; 34(5):677–683.
3. Lovell B. What do we know about coaching in medical education? A literature review. *Med Educ.* 2018;52(4):376–390. doi:10.1111/medu.13482.
4. Gagnon LH, Abbasi N. Systematic review of randomized controlled trials on the role of coaching in surgery to improve learner outcomes. *Am J Surg.* 2018;216(1):140–146.
5. Hu YY, Mazer LM, Yule SJ, et al. Complementing operating room teaching with video-based coaching. *JAMA Surgery.* 2017;152(4):318–325.
6. Rassbach CE, Blankenburg R. A novel pediatric residency coaching program: Outcomes after one year. *Acad Med.* 2017;93(3):430–434.
7. Régo P, Peterson R, Callaway L, et al. Using a structured clinical coaching program to improve clinical skills training and assessment, as well as teachers' and students' satisfaction. *Med Teach.* 2009;31(12):586–595.
8. Könings KD, van Berlo J, Koopmans R, et al. Using a Smartphone App and Coaching Group Sessions to Promote Residents' Reflection in the Workplace. *Acad Med.* 2016;91(3):365–370.
9. de Lasson L, Just E, Stegeager N, Malling B. Professional identity formation in the transition from medical school to working life: A qualitative study of group-coaching courses for junior doctors. *BMC Med Educ.* 2016;16(1).
10. Sargeant J, Armson H, Driessen E, et al. Evidence-Informed

Facilitated Feedback: The R2C2 Feedback Model. *MedEd-PORTAL*. 2016;12(1) mep2374-8265.10387.

11. Bing-You RG, Bertsch T, Thompson JA. Coaching medical students in receiving effective feedback. *Teach Learn Med*. 1998;10(4):228–231.
12. Guseh SH, Chen XP, Johnson NR. Can enriching emotional intelligence improve medical students' proactivity and adaptability during OB/GYN clerkships? *Int J Med Educ*. 2015;6:208–212.
13. Cameron D, Dromerick LJ, Ahn J, Dromerick AW. Executive/life coaching for first year medical students: A prospective study. *BMC Med Educ*. 2019;19(1).
14. Palamara K, Kauffman C, Chang Y, et al. professional development coaching for residents: results of a 3-year positive psychology coaching intervention. *J Gen Intern Med*. 2018;33(11):1842–1844.
15. Landreville J, Cheung W, Frank J, Richardson D. A definition for coaching in medical education. *Can Med Educ J*. 2019;10(4):e109–e110.
16. Levenson A. Measuring and maximizing the business impact of executive coaching. *Consult Psychol J Pract Res*. 2009;61(2):103–121.
17. Schlosser B, Steinbrenner D, Kumata E, Hunt J. The coaching impact study: measuring the value of executive coaching with commentary. *International Journal of Coaching in Organizations*. 2007;5(1):140–161.
18. Capstick MK, Harrell-Williams LM, Cockrum CD, West SL. Exploring the effectiveness of academic coaching for academically at-risk college students. *Innov High Educ*. 2019;44(3):219–231.
19. Grover S, Furnham A. Coaching as a developmental intervention in organizations: A systematic review of its effectiveness and mechanisms underlying it. *PLoS ONE*. 2016;11(7):e0159137.
20. Theeboom T, Beersma B, van Vianen EM. Does coaching work? A meta-analysis on the effects of coaching on individual level outcomes in an organizational context. *J Posit Psychol*. 2013;9(1):1–18.
21. Bozer G, Sarros JC. Examining the effectiveness of executive coaching on coaches' performance in the Israeli context. *Int J Evid Based Coach Mentor*. 2012;10:14–32.
22. Bono JE, Purvanova RK, Towler A, Peterson DB. A survey of executive coaching practices. *Pers Psychol*. 2012;62:361–404.
23. Phillips JJ. Measuring the ROI of a coaching intervention. Part 2. *Performance Improvement*. 2007;46(10):10–23.
24. Tooth J-A, Nielsen S, Armstrong H. Coaching effectiveness survey instruments: taking stock of measuring the immeasurable. *Coaching: An International Journal of Theory, Research & Practice*. 2013;6(2):137–151.
25. Evers WJ, Brouwer A, Tomic W. A quasi-experimental study on management coaching effectiveness. *Consult Psychol J Pract Res*. 2006;58:174–182.
26. Moen F, Skaalvik E. The effect from coaching on performance psychology. *Int J Evid Based Coach Ment*. 2009;7:1–49.
27. Kampa-Kokesch S, Anderson MZ. Executive coaching: A comprehensive review of the literature. *Consult Psychol J Pract Res*. 2001;53:205–228.
28. Grant AM, Curtayne L, Burton G. Executive coaching enhances goal attainment, resilience and workplace well being: A randomised controlled study. *J Posit Psychol*. 2009;4:396–407.
29. Duijits SFA, Kant IP, van den Brandt PAP, Swaen GMH. Effectiveness of a preventive coaching intervention for employees at risk for sickness absence due to psychosocial health complaints: Results of a randomized controlled trial. *J Occup Environ Med*. 2008;50:765–776.
30. Jones R, Brown D. The mentoring relationship as a complex adaptive system: Finding a model for our experience. *Mentor Tutoring*. 2011;9(4):401–418.
31. Holland JH. Studying complex adaptive systems. *J Syst Sci Complex*. 2006:1–8 19d.
32. Sonesh SC, Coultas CW, Lacerenza CN, et al. The power of coaching: a meta-analytic investigation. *Coaching: An International Journal of Theory, Research and Practice*. 2015;8(2):73–95.
33. Bozer G, Joo B-K, Joseph SC. Executive coaching: Does coach-coachee matching based on similarity really matter? *Consult Psychol J Pract Res*. 2015;67:218–233.
34. McGovern J, Lindermann M, Vergara M, et al. Maximizing the impact of executive coaching: Behavioral change, organizational outcomes and return on investment. *The Manchester Review*. 2001;6(1):1–9.
35. Laske O. Can evidence based coaching increase ROI? *Int J Evid Based Coach Mentor*. 2004;2(2):1–12.
36. Passmore J, Gibbes C. The state of executive coaching research: What does the current literature tell us and what's the next for coaching research. *Int Coach Psychol Rev*. 2007;2(2):116–128.
37. De Meuse K, Dai G, Lee R. Evaluating the effectiveness of executive coaching: beyond ROI. *Coaching: An International Journal of Theory, Practice and Research*. 2009;2(2):117–134.
38. Grant AM. ROI is a poor measure of coaching success: Towards a more holistic approach using a well-being and engagement framework. *Coaching: An International Journal of Theory, Research and Practice*. 2012;5(2):74–85.
39. Passmore J, Fillery-Travis A. A critical review of executive coaching research: a decade of progress and what's to come. *Coaching: An International Journal of Theory, Research and Practice*. 2011;4(2):70–88.

术语汇编

包容性（inclusion）：确保每个人都有平等的机会为某一机构的每个部分和层面做出贡献并施加影响。

被教练者（coachee）：受到教练的人。

变革管理模型（change management model）：以每个人都能理解的方式去描述和简化流程。有多种模型可供选择。

变革免疫（immunity to change）：是认知行为教练的一种高级形式。它基于成人发展中的主客体理论，简言之，这是成年人通过处理生活经验，将头脑中的元素从主体转移至客体，从而使自身发展成熟的简单机制。

表现教练法（performance coaching）：一系列旨在持续改进个人表现的技巧。

不公平（inequity）：不公正或不合理的情况。

布鲁姆分类法（Bloom's taxonomy）：一种将教育学习目标按复杂程度和特异程度分类的三层级模型。

成长型思维模式（growth mindset）：推动"优秀自适应学习者"进程的四个内部特征之一。它是一种积极的信念范式，相信自己的智力和学习能力，并愿意不断改进。其他三个特征分别是动机、好奇心和韧性（复原力）。

创造性时刻（generative moment）：一种充满活力和创造力的对话，被称为"关系流"或"直觉之舞"，即教练帮助被教练者自由探索新的想法和有利视角，直到他们在学习、洞察力、观点或态度上经历微小的转变，从而明显增强他们克服挑战的信心。

动机访谈（motivational interviewing）：一种基于证据的、以交谈技巧为中心的理论，能激发被教练者的自主性、好奇心、动机、胜任力和创造力。

多样性（diversity）：某一组织中不同人群的代表性。

反思性实践（reflective practice）：为了不断学习而反思自身行为的习惯。

非暴力沟通（nonviolent communication）：教练法中广泛使用的一种工具，有四个步骤可以有效地处理和学习情绪。

分配公正（distributive justice）：收获与付出成正比。

GROW 工具（GROW tool）：四步探究法。GROW 分别代表目标（goal）、现状（reality）、选择（option）和前进方式（way forward）。

个体教练法（individual coaching）：被教练者一对一地与教练直接沟通，电话、视频会议或面对面交流均可，这种交流具有私密性和保密性。

公平（equity）：根据自然法则或权利的公正，特别是免于偏见或偏袒。

公正（justice）：所有人都有权获得并受益于相关成果及正在开展的相关过程、程序和服务。

关键事件（critical incident）：对一个人的生活和思想产生显著影响的事件或经历。

好奇心（curiosity）：求知欲和理解力。一种关于学习、行动、创造力和成长的强大内驱力。

积极情绪（positive emotion）：引导自我改变和提升幸福感的重要资源。

积极心理学（positive psychology）：以个人和社会福祉为重点，对什么使生活最有价值进行的科学研究。

积极心理学教练法（positive psychology coaching）：以优势为重点，强调参与、意义和成就感的教练方法。

基本心理需求（primary psychological need）：包括自主性、胜任力和相关性，这是幸福感和自主调节行为与成长的先决条件。

基于过程的评估（process-based evaluation）：侧重于项目的活动而非结果，并对项目的实施和管理提出见解。

基于目标的评估（goal-based evaluation）：明确某一项目实现其目标的程度。

建议（advising）：为学习者提供专业的问题回答。不能与教练（coaching）和指导（mentoring）混淆。

教练法（coaching）：教练帮助学习者回顾和理解自身的评估，明确需求和目标，并制订相应的计划。教练帮助学习者负起责任，提升自我监督能力，充分发挥自身潜能。需要与建议（advising）和指导（mentoring）区分。

教练心理学（coaching psychology）：心理学的分支之一，涉及心理学行为科学的系统性应用，以期提高个人、团体和组织的生活体验、工作表现和幸福感。

教师发展（faculty development）：教育工作者的职业发展。

教学设计师（instructional designer）：了解如何对结果进行分类、制订可量化的目标、选择适当的评估方式和教学策略以及设计有效教学的专家。

接纳与承诺疗法（acceptance and commitment therapy）：多被教练运用于领导力和幸福感方面。它也被描述为情绪敏感度（心理灵活性）。

近同伴教练法（near-peer coaching）：在同一所学校中，经验丰富的学生（教练）和经验不足的学生（被教练者）之间的一种柏拉图式的互动关系，双方经常进行面对面的直接接触。

倦怠（burnout）：由于过度和长期的压力而导致的情绪、身体和心理上的疲惫状态。

Kotter 八步流程法（Kotter's eight-step process）：一种变革管理模型。

慷慨倾听（generous listening）：全神贯注倾听对方讲话。

科恩六步法（Kern's six steps）：医学教育课程开发的一种框架。

科氏模型（Kirkpatrick's model）：用于对培训项目进行结果评估。分为四个层级：反应/满意度、学习、行为和结果。

可观察的标准化临床考试（observed standardized clinical examination，OSCE）：一种多用途的评估工具，可用于评估临床环境中的医疗保健专业人员，并通过直接观察来评估其在客观测试中表现出来的胜任力。

刻板印象（stereotype）：基于一些可能完全正确或不完全正确的观念而形成的对一个群体过度简化的印象。

刻意练习（deliberate practice）：新手成为专家的基础。基于专家是通过长时间的重复和刻意训练而造就的信念，主要侧重于专业技能的培养。

里程碑（milestones）：美国毕业后医学教育认证委员会（Accreditation Council for Graduate Medical Education，ACGME）所规定的每一项胜任力的知识、技能、态度和其他特质，描述了从早期学习者到无督导实践的胜任力发展。

临床表现考核（clinical performance examination，CPX）：针对临床常识的实践性测试。

逻辑模型（logic model）：一种有助于项目设计的项目规划工具。

迈尔斯-布里格斯人格类型测验（Myers-Briggs type indicator，MBTI）：一种内省的自我报告问卷，用于表明人们在感知世界和做决策方面的不同心理偏好。

冒名顶替综合征（imposter syndrome）：怀疑自身能力，感觉自己像个骗子。这种感觉通常是不准确的（想法）。

目标需求评估（targeted needs assessment）：课程开发中的一个步骤，用于明确特定学习者群体的需求，从而为课程目标、目的和教学策略提供依据。

内在动机（intrinsic motivation）：人们对自身内在和外在世界产生兴趣的自发倾向，试图参与、互动、掌握和理解，而无需外部奖励。

偏见（bias）：一种性格或观念的倾向。一种个人的、有时是不合理的判断，可能是有益的，也可能是有害的。由于设计或测量特性而导致系统性偏离事实的情况。

偏见（prejudice）：在没有实际逻辑依据或亲身经历的基础上，对个人或群体先入为主的看法。

平等（equality）：平等的性质或状态。

评估矩阵（evaluation matrix）：追踪收集数据时所考虑使用的方法的工具。在其最简形式中，矩阵展示了与用于回答这些问题的数据采集策略相一致的评估问题。

情绪智力（emotional intelligence）：理解和调节自身情绪、理解他人情绪，以有效方式对两者做出反应，并且利用这些技能做出正确判断、避免或解决问题的能力。

R2C2 框架（R2C2 framework）：强调关系和表现改进的反馈交流框架。分别代表关系（relationship）、反应（reaction）、内容（content）和教练（coaching）。

认知负荷理论（cognitive load theory）：指在规定时间内，学习者工作记忆中可用资源的数量。

韧性（复原力）（resilience）：从困难中迅速恢复的能力。

SMART 目标（SMART goals）：是一个缩写词，代表具体的（specific）、可衡量的（measurable）、可实现的（achievable）、相关的（relevant）和有时限的（time-based）。

SWOT 分析法（SWOT）：一种战略规划技巧，用于帮助个人或组织明确优势（strengths）、劣势（weaknesses）、机会（opportunities）和威胁（threats）。

社会化（socialization）：个体学习如何成为群体成员的过程。

胜任力导向医学教育（competency-based medical education）：一种以结果为导向的方法，通过胜任力或可观察的能力，去设计、实施、评估教育项目和评估学习者。其目标是确保所有学习者在培训期间达到预期结果。

实践共同体（community of practice）：一群对所从事的事情有着共同关注或热爱的人，通过定期的互动来学习如何将其做得更好。

双过程理论（dual process theory）：改编自心理学文献，是帮助解释临床医师做出医疗决策的方式。决策是通过两种认知途径做出的，分别是系统 1（快速思考）和系统 2（慢速思考）。

特权（privilege）：作为一种特殊权益、优势或恩惠而给予的权利或豁免权。

同伴教练法（peer coaching）：通过两个及以上同事合作来互相提高的保密的、非评估性的过程。

同行评估复盘工具（peer-assessment debriefing instrument）：一种自我和同行评估工具，

旨在衡量复盘者复盘的有效性。基于当前的、科学的复盘文献和同行评审方法论。

投资回报率（return on investment，ROI）：一种用于展示组织在学习、发展和表现改进投入成本方面所获回报的衡量标准。

托尔斯·基尔曼冲突模型工具（Thomas-Kilmann conflict mode instrument）：为评估个人在冲突情境中的反应而开发的一种工具。

无条件尊重（unconditional regard）：指教练无条件接受并重视被教练者，这支持并满足了被教练者的自主需求。

希望心理学（hope psychology）：由 Charles Snyder 提出的一种理论。该理论中的一部分主张，当人们提出至少三种新的想法或策略来应对挑战时，希望（和信心）就会增强，这会让我们更有希望相信，如果最初的三个想法或策略不成功，自己仍具备创造性能力去提出更多的策略。

小组教练法（group coaching）：接受过小组教练法技能培训的教练为一组被教练者提供教练服务，采用一对一的方式，鼓励小组成员相互教练和帮助。

心理安全（psychological safety）：当被教练者感到安全时，可以与教练真实地分享他们的价值观、经历、观点和担忧，并在探讨反馈、冲突、公平和包容问题等困难话题时感到安全。

心理灵活性（psychological flexibility）：能够完全有意识地接受情感体验，并依据内心价值观引导行动的能力。

心理资本（psychological capital）：有助于提升心理韧性、促进积极改变、增进幸福感和营造积极组织文化的循证资源。

欣赏式探询（appreciative inquiry，AI）：运用基于优势的方法，让学习者识别自身优势，并推测如何利用这些优势来实现他们期望的结果。

信息丰富的自我评估（informed self-assessment）：利用外部信息，对个人的知识、技能和态度形成更准确的概念。

WOOP 行为改变工具（WOOP behavior change tool）：分别代表愿望（wish）、结果（outcome）、障碍（obstacle）、计划（plan）。该工具确保在完成前三个步骤后才明确目标，并且目标侧重于克服障碍和增强信心。

行动价值-优势量表（VIA inventory of strength，VIA-IS）：一种特有的心理评估方法，旨在识别个人的性格优势特征。原称为行动价值量表。

行为心理学（behavioral psychology）：一种旨在理解人类和其他动物行为的系统方法，认为行为要么是由环境中某些前置刺激组合所引起的反射，要么是个体经历的结果。

性格优势（character strength）：性格中影响思维、情感和行为的积极部分。

学习环境（learning environment）：个人学习所处的环境、文化和不同的物理位置，在医疗保健领域更为复杂。

一般需求评估（general needs assessment）：课程开发中明确当前状态与理想状态之间差距的步骤。

医学领域的教练法模型（coaching in medicine model）：基于成长型思维、反思性实践、自我决定理论、终身学习和目标设定等原则。

医学领域弱势（underrepresented in medicine，UiM）：相对于其在总人口中的数量，在医疗行业中代表性不足的人口。

以结果为导向的评估（outcomes-based evaluation）：衡量教练法项目本身的实际作用。

意向改变理论（intentional change theory）：由 Richard Boyatzis 等开发的领导力教练模型，是自我决定理论的直接应用。

优秀自适应学习者（master adaptive learner，MAL）：使用元认知方法进行自我调节式学习，进而培养并展示自适应专业知识的学习者。

正念（mindfulness）：通过有意识地、不加评判地专注于当下，以达到自我理解和智慧的一种觉察。教练法过程通常有助于被教练者提高正念。

职业发展（professional development）：通过学习获得或保持职业资质，如学位、正式课程学习、参加会议和实践中的非正式学习等机会。学习过程具有高强度且注重协作的特点，理想情况下还应包含评估阶段。

职业认同形成（professional identity formation）：将职业的核心价值观和信念内化的过程。

指导（mentoring）：导师通常对学习者有深入的个人了解。被假设为一种更亲密的关系。导师应感到个人的责任感，相应地，当被指导者有所成就时，导师也会有成就感。注意与教练（coaching）或建议（advising）区分。

种族主义（racism）：基于某人或某些人的特定少数族裔或被边缘化的种族或族裔的成员身份，而对其产生的偏见、歧视或敌意。

主客体理论（subject-object theory）：成人通过处理生活经历，将头脑中的元素从主体转移至客体，从而使自身发展成熟的一种简单机制。

咨询（counseling）：与围绕最佳目标和实现目标的路径开展头脑风暴相比，更多的注意力集中在澄清、解构和解决问题上。

自我洞察力（self-insight）：个人对自身思想、感受和行为的清晰理解程度。这是一个元认知因素，对于有目的、有方向地进行改变和意义构建过程至关重要。

自我决定理论（self-determination theory）：一种关于人类动机和个性的宏观理论，关注人们内在的成长倾向和天生的心理需求。它关注人们在没有外部影响和干扰的情况下做出选择的动机。

自我同情（self-compassion）：在感知到不足、失败或痛苦时对自身表示同情。

自我效能感（self-efficacy）：个人根据所掌握的技能和面临的情境，对个人应对特定情况、执行特定任务或活动的能力强弱的个人判断。

自主性（autonomy）：自我决定。

自主学习（self-directed learning）：无论是否有他人的帮助，个人主动判断自身学习需求，制订学习目标，确定学习的人力及物力资源，选择并开展合适的学习过程。